DAS PROBLEM DER ÄRZTLICHEN KUNST

VON

DR. GEORG HONIGMANN
PRIVATDOZENT IN GIESSEN

1922

VERLAG VON ALFRED TÖPELMANN IN GIESSEN

Vorrede.

Goethe sagt einmal in einer Besprechung[1]: „Wer nicht überzeugt ist, daß er alle Manifestationen des menschlichen Wesens, Sinnlichkeit und Vernunft, Einbildungskraft und Verstand zu einer entschiedenen Einheit ausbilden muß, welche von diesen Eigenschaften auch bei ihm die vorwaltende sei, der wird sich in einer unerfreulichen Beschränkung immerfort abquälen und niemals begreifen, warum er so viel hartnäckige Gegner hat und warum er sich selbst manchmal als augenblicklicher Gegner aufstößt. So wird ein Mann, zu den sogenannten exakten Wissenschaften geboren und gebildet, auf der Höhe der Verstandesvernunft nicht leicht begreifen, daß es auch eine exakte sinnliche Phantasie geben könne, ohne welche doch eigentlich keine Kunst denkbar ist." Diese Worte umschreiben besser als jedes andre das Problem von dem Wesen und der Berechtigung der ärztlichen Kunst, die ja sicherlich in das Gebiet dessen fällt, was hier unter sinnlicher Phantasie gemeint ist. Daß diese auch in gewissem, wenn auch nicht üblichen erkenntnistheoretischen Sinne exakt, also an Gesetze gebunden ist, die wir freilich nicht kennen und nur zu ahnen vermögen, daß daher ihr Anteil an der Offenbarung ärztlichen Wesens sich nicht in mystisches Dunkel verliert, sondern auch vom Verstande begriffen werden kann, mögen diese Ausführungen dem Leser näher bringen!

Gießen, im April 1922.

Der Verfasser.

---

[1]) Ueber Ernst Stiedenroth, Psychologie zur Erklärung der Seelenerscheinungen. Goethe-Ausgabe vom Max Hesse Verlag, Band 40, S. 24

Gibt es überhaupt ein Problem der ärztlichen Kunst? Wie kann einem so landläufigen Begriff etwas Problematisches anhaften? Wir hören täglich, daß es der ärztlichen Kunst gelungen ist, dies oder das zu erreichen, oder daß sie wieder in anderen Fällen versagt habe. Es scheint demnach, daß die Sprache, als der Ausdruck der allgemeinen Anschauung über die Tätigkeit des Arztes, diese ohne weiteres als Kunst bezeichnet. Aber auf der andern Seite wird ebenso oft von der medizinischen Wissenschaft gesprochen, ihre Fortschritte gerühmt, ihre Grenzen beklagt, und sie ist ein Gegenstand des Hochschulunterrichts, der sich doch nur mit der Wissenschaft befaßt. Derselbe Bezirk menschlicher Tätigkeit wird daher zwei Gebieten zugeordnet, die, wenn sie auch nicht unvereinbare Gegensätze veranschaulichen, zum mindesten als nicht vergleichbare, inkommensurable Ausdrucksformen geistigen Schaffens angesehen werden müssen. Noch mehr wird man aber auf eine bestehende Unklarheit hingewiesen, wenn man die Aerzte selber hört, von denen die einen von einer ärztlichen Kunst durchaus nichts wissen oder ihr wenigstens nur eine bescheidene Nebenrolle zuweisen wollen, während die andern in ihr das Wesentliche ihres Wirkens erblicken. Während also die Allgemeinheit, die „Laien", beide Begriffe zu vermengen geneigt sind, finden die Aerzte mit Recht hier einen Gegensatz, zu dem sie Stellung zu nehmen haben. Kunst und Wissenschaft sind eben in ihrem Wesen so grundverschieden, daß sie unmöglich als Namen für dieselbe Tätigkeit gelten können. Man hält die Ergebnisse der Wissenschaft für allgemein giltig, für die Kunst werden zwar einige allgemeine ästhetische Normen anerkannt, im Wesentlichen wird sie aber als der Ausfluß rein persönlicher Antriebe betrachtet, für die sich keine Gesetze aufstellen lassen. Dies alles sind ja so bekannte Dinge, daß man darüber eigentlich nicht mehr sprechen sollte; aber sie zeigen, daß hier auch heute immer noch Unklarheiten bestehen, die nach einer Entscheidung verlangen. Handelt es sich bei dieser Namengebung und Zuordnung nur um eine ungenaue und verschwommene Begriffsbildung, die sich über das wahre Wesen der Kunst oder Wissenschaft nicht klar ist, oder liegt die Sache in der Tat selbst so, daß beide Auffassungen zulässig wären? In jedem Falle ist eine Entscheidung nötig. Darum scheint mir eine erneute Erörterung der Frage nicht etwa ein müßiges Gedankenspiel, sondern auch heute noch eine Forderung der Sache selbst.

Zunächst muß nun gesagt werden, daß die Frage durchaus nicht alt, sondern ziemlich neueren Datums ist. Zwar sagt Petersen [1]) in seiner klassischen Geschichte der Therapie, daß sich durch die ganze geschichtliche medizinisch-therapeutische Entwicklung von alters her der Streit zwischen der genialen, unbestimmbaren inspiratorischen Kunst und der logisch formulierten Wissenschaft wie ein roter Faden hinziehe. Doch ist dies nicht ganz richtig, nicht einmal für die Therapie allein und wird übrigens durch seine eigene Darstellung selbst widerlegt. Von alters her war medizinisches Wissen, Denken und Handeln eine Einheit; ein einheitliches Ganzes, gerichtet auf die Erkennung der Krankheiten und die Behandlung oder Heilung des kranken Menschen. Hierfür wurden natürlich fortgesetzt verständliche, tatsächliche Unterlagen zu finden gesucht, die auch eine theoretische Erklärung ermöglichten. Das klassische Beispiel gibt hierfür die hippokratische Medizin, der diese eine τέχνη, also die Ausübung einer Kunst, wie jede andere „Demiurgie" war [2]). Für ihre Erlernung bestanden ganz bestimmte, tatsächlich begründete Regeln, die ihrerseits auch durch mehr oder weniger sichere theoretische Begriffe und Gedanken verknüpft wurden. Der Begriff der Wissenschaft existierte ja damals überhaupt noch nicht. Eine gewisse ähnliche Stellung nahm die Philosophie ein, deren Aufgabe es war, aus den Phaenomenen allgemeine Abstraktionen abzuleiten und diese wieder auf die Dinge anzuwenden. Aber grade der Versuch eines Einbruchs der in ihr Gebiet gehörigen Gedankengänge in die Heilkunde, das Verwerten rein philosophischer Allgemeinhypothesen als Richtlinien für jene, erfährt bekanntlich an den verschiedensten Stellen des Corpus hippocraticum eine entschiedene Ablehnung. Auf der andern Seite war naturwissenschaftliches Denken in unserm Sinne, also induktives, der Medizin des Hippokrates durchaus nicht fremd. Wird doch sogar in der Schrift „περὶ τέχνης", die der Spürsinn des genialen Gomperz [3]) als eine sophistische Rede zur Apologie der Heilkunde erkannt hat, in der die wesentlichsten Momente der hippokratischen Heilkunst einem großen Publikum Gebildeter vorgetragen werden, nicht nur auf die empirische Grundlage der Heilkunde, auf die Schule der Beobachtung, sondern auch bereits auf die Grundidee experimenteller Forschung, auf die Naturbefragung durch eine „Nötigung" [4]) der Natur ausdrücklich hingewiesen. Aber sicherlich ist es den Aerzten von dieser Anschauung nie eingefallen, in diesem Vorgehen etwas zu sehen, was außerhalb ihrer „Techne" läge. Und so ist es auch später geblieben. Es bestand immer das Bestreben, die bekannten Tatsachen und Erfahrungen zu verallgemeinern und hypothetisch zu verknüpfen oder sie in Harmonie mit den herrschenden allgemeinen Anschauungen zu bringen, mochte es sich dabei um allgemein philosophische oder naturwissenschaftliche handeln; nie aber dachte man daran, diesen allgemeinwissenschaftlichen Mantel von dem Kern der eigentlichen ärztlichen Aufgabe, dem Erkennen und der Heilung von Krankheiten loszulösen. Auch nicht als man allmählich anfing, richtig naturwissenschaftlich zu denken, etwa nachdem durch Galilei der Begriff der Naturwissenschaft geschaffen war und später, als die Fortschritte der Mechanik und Chemie auf die Irrwege der Iatromechanik und Iatrochemie geführt hatten, oder als die Philosophie von Descartes und Leibniz die allgemeinen Anschauungen stark beeinflußte und ihr Widerspiel in den Systemen der großen Systematiker fand — die Medizin blieb ungeteilt; anatomische, botanische, chemische, physiologische und pathologische Kenntnisse bildeten zusammen mit der Diagnostik und Therapie ein untrennbares Ganzes. Erst als um die Wende des achtzehnten Jahrhunderts und im Beginn des neunzehnten die allgemeine Zerrüttung medizinischen Denkens, die besonders die deutsche Medizin durch Brownismus, Homöopathie, Naturphilosophie und Romantik erfahren hatte, zur Selbstbesinnung und damit zur Natur zurückführte, kam der Begriff der „wissenschaftlichen Medizin" auf und gewann durch die Fülle der neugewonnenen Ergebnisse in den verschiedensten Gebieten, besonders in der Physiologie und pathologischen Anatomie an Bedeutung und Leben. Und damit war auf einmal eine große bisher unbekannte Kluft zwischen Wissenschaft und praktischer Medizin, der alten „Kunst", aufgedeckt. Während auf der einen Seite die Aerzte sich der neuen Richtung wissenschaftlicher Arbeit mit Begeisterung hingaben und ausschließlich verschrieben, wollte ein anderer Teil nichts davon wissen und bekämpfte sie lebhaft. Damals kam wohl zum ersten Mal das Wort auf, daß der wissenschaftliche Arzt nichts könne und der praktische nichts wisse. Bezeichnend äußerte sich der junge Virchow[5]) in dem Eröffnungsaufsatz seines Archivs darüber: „dieser Spalt zwischen Wissenschaft und Praxis ist ziemlich neu, unser Jahrhundert und unser Vaterland haben ihn zustande gebracht. Wer kannte eine Trennung der medizinischen Wissenschaft und der medizinischen Praxis zu den Zeiten der Boerhave und der Haller? Ja, wer kannte damals eine Trennung der ganzen großen Naturwissenschaft von der ärztlichen Praxis?"

Es klingt fast wie Ironie, daß gerade die wissenschaftliche Bewegung, deren hervorragendster Begründer Virchow war, durch die er die Einheit der Medizin wiederherzustellen hoffte, in erster Linie dazu beitrug, diesen von ihm beklagten Gegensatz zu vertiefen. Grade er, der sich in den ersten Zeiten seines Wirkens besonders dafür einsetzte, in die Einheitsbestrebungen der wissenschaftlichen Medizin auch das ärztliche Handeln einzubegreifen, erfuhr neben der Begeisterung seiner Jünger auch deutliche Absagen aus nicht zu unterschätzenden wissenschaftlichen und ärztlichen Kreisen. Nicht nur die Ablehnung unkritischer Empiriker, auch der scharfe Widerstand, den ihm vor allem die Vertreter der sogenannten physiologischen Heilkunde Wunderlich und Roser entgegenbrachten[6]), beruhte, wenn man auch der persönlichen Gereiztheit zwischen den beiden Lagern Rechnung trägt, doch hauptsächlich auf der Ueberzeugung jener beiden Kliniker, daß sich die wissenschaftliche Detailarbeit Virchows zu weit von den eigentlichen ärztlichen Aufgaben entfernte und in keinem richtigen Verhältnis mehr zu der Praxis stünde. Noch im Jahre 1861 warnte der bekannte und allgemein anerkannte Kliniker Marx[7]) in Göttingen die Medizin vor der Umarmung der Naturwissenschaft, von der ihr das Schicksal des Laokoon drohe. Aber diese Stimmen wurden seltner und verstummten bald gänzlich. Die beispiellose Entwicklung, die die Medizin nunmehr durch die Einführung naturwissenschaftlicher Methoden nahm, veränderte die Art des medizinischen Denkens immer mehr; die überwiegende Mehrzahl der Aerzte kannte bald keine Zweifel mehr, daß die Medizin eine den andern Wissenschaften vollkommen gleichberechtigte sei, und die ärztliche Kunst wurde mehr und mehr degradiert und geradezu verächtlich[8]) gemacht. Man sah in ihrem Anspruch auf Existenz einen ungehörigen Protest gegen die herrschende Stellung der allein berechtigten Wissenschaft, der auf seine Belanglosigkeit zurückgeführt werden mußte. Ein gewisser Wirkungskreis wurde ihr noch zugestanden, weil sie überall da einspringen mußte, wo die Wissenschaft versagte, und so wurden ihr die unbestimmten, der exakten Methode nicht erfaßbaren Eigenschaften wie Takt, Begabung, Phantasie, Inspiration zugestanden, zum Teil wurde, gewissermaßen um ihr auch etwas zu gönnen, das rein technische Können, also besonders die chirurgischen Fähigkeiten, mit in ihr Gebiet hineinbezogen, aber im Großen und Ganzen galt in der allgemein ärztlichen Anschauung die Kunst als das unscheinbare Aschenbrödel neben der prächtigen wissenschaftlichen Schwester. Die langsam einsetzende Gegenbewegung blieb nicht aus. Ein großer Teil der Aerzte, wenn nicht alle, fühlten, daß die Wissenschaft nicht nur viele Fragen nicht beantwortete, sondern auch dort, wo sie ihre größten Leistungen vollbrachte, immer noch ein großes Vacuum für die rein ärztliche Tätigkeit übrig ließ. Und eben die Ausfüllung dieser Leere schien das zu erfordern, was den Arzt eigentlich zum Arzte macht. Grade das ganze, nicht wissenschaftliche und nicht nur wissenschaftliche Sehen, Denken und Handeln schien ihnen die wahre ärztliche Kunst, die nun gewissermaßen wieder neu entdeckt wurde. Allerdings waren die Bekenner noch sehr vereinzelt, aber allmählich nahmen sie an Zahl zu. Unterstützt wurde die Strömung durch die erkenntniskritischen Arbeiten wissenschaftlich anerkannter Aerzte, wie unter andern P. J. Möbius, Ottomar Rosenbach und Adolf Gettstein, die, ohne sich übrigens besonders für die Bedeutung der ärztlichen Kunst einzusetzen, doch den Wert medizinischer Erkenntnisbildung und vor allem die Kritiklosigkeit des ganzen sogenannten wissenschaftlichen Denkens in der Medizin einer scharfen Beleuchtung unterzogen, und seine vielfachen schwachen Seiten schonungslos enthüllten. Aber in der Allgemeinheit und vor allem bei den herrschenden Persönlichkeiten und der tonangebenden Fachpresse wurden diese Erwägungen als Absurditäten geistvoller Außenseiter bei Seite geschoben. Mit einer lebhafteren Tonart trat dann Schweninger [9]) in den beginnenden Meinungskampf. Dieser in seinen medizinischen Anschauungen zwar vielfach anfechtbare, aber durchaus selbständige Geist lehrte seine Schüler eine ganz neue Art Medizin. In seiner bekannten Schrift „Der Arzt" legte er mit der ganzen Lebhaftigkeit seines Temperaments und dazu mit einer reichlichen Dosis bajuwarischer Derbheit die ganze Problematik der medizinischen Wissenschaft bloß, deren völliges Versagen für den Arzt er zu erweisen suchte. Seine Ausführungen gipfelten in der eindeutigen Auffassung der Medizin als Kunst. Seitdem wird wieder ernsthaft über die Bedeutung dieser ärztlichen Kunst gesprochen. Bezeichnenderweise haben grade unsern ersten Kliniker, wie Krehl, Goldscheider, von Noorden und Kraus, um von andern nicht zu reden, dazu das Wort ergriffen, worüber noch zu sprechen sein wird. Auch meine eignen Ausführungen [10]), in denen ich, hauptsächlich angeregt durch Schweninger, das Betätigungsfeld der Kunst und Wissenschaft gegeneinander abzugrenzen suchte, möchte ich dabei erwähnen, vornehmlich um darauf hinzuweisen, daß sie von der wissenschaftlichen Kritik fast ausnahmslos gebilligt und zum Teil sogar lebhaft begrüßt wurden; ein Beweis, daß das Bedürfnis, hierüber zur Klarheit zu kommen, nun viel lebhafter empfunden wurde, als es noch kurze Zeit vorher möglich gewesen wäre. —

Wenn ich nun in dieser Frage noch einmal zum Wort greife, so liegt mir hauptsächlich daran, mehr begriffliche Klarheit hineinzubringen. Galt es damals, wieder die allgemeine ärztliche Aufmerksamkeit darauf zu lenken, daß das Gut der ärztlichen Kunst, die eine jahrtausende lange Geschichte uns überliefert hatte, nicht unter der zu unübersehbarer Ausdehnung gediehenen Wissenschaft verloren gehen dürfe, so liegen heute die Dinge bei weitem anders. Die Ueberspannung rein mechanistischer Anschauungsweisen, die letzten Endes die Ursache der falschen Einstellung gegenüber der wissenschaftlichen Grundlage der Medizin war, ist entschieden im Abnehmen begriffen und ermöglicht eine Erörterung des Gegenstandes ohne jede Polemik. Mit Genugtuung darf man begrüßen, daß heute von den Medizinern die erkenntnistheoretischen Grundlagen ihrer Methodik und ihres Denkens ernsthaft erörtert werden. Da erscheint es nun doppelt angebracht, auch jene Seite ärztlichen Tuns genetisch zu untersuchen und auf ihren Erkenntniswert zu prüfen, die außerhalb der logischen Formulierung und methodischer Erforschung zu liegen scheint.

Betrachtet man das geistige Arbeitsfeld des Arztes, so muß

man die Medizin als eine auf den Zweck der Krankheitserkennung und Behandlung gerichtete Tätigkeit erklären, die als Vorbedingung den Besitz einer Anzahl von Kenntnissen und Erkenntnissen voraussetzt, ohne deren Erwerb sie undenkbar wäre. Von diesem Gesichtspunkte aus fällt nicht nur die allgemeine Biologie, die systematische Anatomie und Physiologie und gewisse Kapitel der Physik und Chemie unter ihre Voraussetzungen, sondern auch das, was man mit ihr zu identifizieren gewohnt ist, auch die ganze allgemeine und spezielle Pathologie. Daß in diesen Gebieten wirkliche Erkenntnis nur auf dem Wege naturwissenschaftlicher Methodik gewonnen werden kann, braucht wohl nicht mehr erörtert zu werden. Freilich wird noch davon zu reden sein, ob in der Tat alles, was wir als Ergebnis der Physiologie und Pathologie zu betrachten gewohnt sind, vollständig den an eine Erkenntnis zu stellenden strengen Forderungen entspricht. Aber zunächst kommt dies hier noch nicht in Betracht. Auf diesen Voraussetzungen, die nur wissenschaftlich zu erlangen sind, baut sich anscheinend heute die eigentliche Medizin auf, ob auf ihnen allein, werden wir ja noch zu untersuchen haben. Sie selbst geht völlig in zwei Aufgaben auf, am Lebenden krankhafte Zustände wahrzunehmen und aus dieser Wahrnehmung die Antriebe zur Behandlung, zur Besserung und Heilung des Zustandes zu erhalten. Mit andern Worten, das Wesen der ärztlichen Tätigkeit erschöpft sich vollkommen in Diagnose und Therapie (wozu noch natürlich Prognose und Prophylaxe gehören). Können nun diese beiden Aufgaben in exakt wissenschaftlicher Weise erschöpfend gelöst werden, so daß man mit gutem Gewissen behaupten könnte, die Medizin bestehe darin, nicht nur aus Wahrnehmungen Antriebe zur Behandlung zu erhalten, sondern in der Tat aus diagnostischen Erkenntnissen therapeutische Folgerungen zu ziehen?

Wir müssen hier nun einen Augenblick verweilen. Induktive Erkenntnis wird bekanntlich dadurch gewonnen, daß wir einzelne Wahrnehmungstatsachen so oft wiederfinden, daß wir an ihre allgemeine Giltigkeit glauben, oder daß wir einmal gefundene Bedingungen irgend eines Vorgangs, den wir durch Erfahrung erkundet haben, experimentell wiederholen und nun mit Sicherheit sein Wiedereintreffen erwarten. Geleitet werden wir dabei durch die unserer intellektuellen Organisation eingeborene Zuversicht auf das Bestehen eines Kausalzusammenhangs der Dinge. Diese uns innewohnende Einstellung, die Ueberzeugung, daß jede Wirkung eine Ursache haben muß, macht erst die Induktion möglich. Nach der Beschaffenheit unserer Assoziationen erwarten wir das Eintreffen des Vorgangs oder das Zutreffen der induktiven Annahme. Wenn wir jedesmal gefunden haben, daß beim Vorhandensein dieser oder jener Erscheinung a die andere b eintraf, so müssen wir immer wieder b finden, so oft a von uns angetroffen wird. Alle diese empirischen Ueberzeugungen sind natürlich, logisch betrachtet, auch Urteile [11]). Kein so gewonnener Schluß läßt sich auf dem Wege der Empirie allein in einen unbedingt allgemeinen oder notwendig giltigen Satz verändern, er bedarf stets der Vermittlung eines begrifflich allgemeinen Satzes in Gestalt eines Gesetzes, das wir in Form einer Hypothese ausdrücken müssen, das also immer mit der Klausel: „weitere Prüfung vorbehalten" versehen bleibt. So sind alle unsere empirisch erlangten Wirklichkeitserkenntnisse streng genommen Hypothesen oder von Hypothesen umschlossen, keine ist vor der Gefahr sicher, irgend einmal widerlegt und ungiltig zu werden. Wenn es auch zahlreiche Wahrheiten über die wirkliche Welt gibt, an der kein Mensch zweifelt, der sie wirklich kennt, den Charakter des Hypothetischen kann keine abstreifen. Dadurch wird aber der Wert unserer Erfahrungsurteile für unser reales Leben, für unser praktisches Verstehen und Handeln nicht gemindert; hätten Erfahrungssätze wegen ihrer hypothetischen Deutung keine Giltigkeit, so wäre nicht nur die Wissenschaft, sondern überhaupt die Lebensführung unmöglich.

Aber der Wert der induktiven Erkenntnisse ist nicht in jeder Naturwissenschaft der gleiche. In der Physik, die sich zu einem methodisch ganz selbständigen Gebilde entwickelt hat, das gradezu vorbildlich für das Wesen wissenschaftlicher Erkenntnis sogar bei der Philosophie geworden ist, ist die Realität der Dinge ganz anders gegeben und zur Aufstellung allgemeiner Sätze geeignet, zu denen die neugewonnenen Einzelerkenntnisse dann Spezialfälle bilden, als in der Biologie. Wie mühsam wird hier das induktive Schifflein oft genug an allen Klippen und Untiefen der drohenden Irrtümer vorbeigesteuert, bis es glücklich in den Hafen einer oft recht bescheidenen Deduktion einläuft. Denn besteht auch heut wohl kein Zweifel bei irgend jemand mehr, daß auch in der Biologie die chemischen und physikalischen Gesetze ihre Giltigkeit haben, so sind wir doch weit davon entfernt, die für das gesunde und kranke Leben charakteristischen Vorgänge durch sie zu „erklären", sie als einen Einzelfall von ihnen hinzustellen. So fehlt uns hier das sichere Gefühl, das der Besitz der großen gesetzlichen Formeln gewährt, der Physik und Chemie so stark macht, und so sind hier unsere wissenschaftlichen Erwägungen von Gedanken durchsetzt, über deren „Unwissenschaftlichkeit" kein Zweifel herrscht. Selbst die ausgesprochensten Mechanisten operieren doch hier immer mit dem Zweckbegriff; die ganze biologische Begriffsbildung ist von teleologischen Ausdrucksweisen durchsetzt [12]). Diese sprachlichen Symbole drücken nur aus, wie tief derartige Gedanken in uns verankert sind. Wir werden sie nicht los, weil wir sie brauchen! Jede unsere Erklärungen enthält ein „um zu" oder „damit" und geht mit diesen Zweckgedanken belastet ihren Weg. Trotzdem ist die überwiegende Zahl der Biologen und insonderheit der Mediziner der

Anschauung, daß die Lebensprobleme nur mechanistisch gelöst werden können, ohne dabei einzusehen, daß dies eine Petitio prinzipii ist. Denn hier wird die Idee zur Wirklichkeit gemacht, das regulative Prinzip der Erkenntnis wird zum Prinzip der Dinge selbst erhoben [13]). Man tut dies deshalb, weil, wenn es gelänge, das Ziel der Erkenntnis, die Gesamtheit des Gegebenen, restlos in ein System allgemeiner mechanisch-orientierter Erwartungssätze zu fassen, dies ja damit auf die denkbar vollkommenste Weise erreicht werden würde. Aber die Tatsachen selbst zeigen uns immer von neuem, auf welch ungeheure Schwierigkeiten die Erreichung dieses Ziels stößt. Ist dies sogar schon bisweilen in der Physik der Fall, in wieviel höherem Grade erst in der Biologie, in deren Phänomenen allgemeine Gesetzmäßigkeiten wiederzufinden durch die Fülle der von außen kommenden uns vielfach unbekannten Bedingungen und deren Auswertung ungemein erschwert wird. Und nun erst gar in der Pathologie! Hier können wir uns nur damit begnügen, für kleinere Erscheinungskreise, innerhalb deren das eine oder andere Phänomen zur Wahrnehmung kommt, Regeln aufzustellen, die oft sehr kurzlebig sind. Wir brauchen, um irgend ein Beispiel anzuführen, nur an die wandelnden Anschauungen über das Wesen der Entzündung zu erinnern oder, um irgend eine klinische, alltägliche, durchaus übersehbare und umschriebene Erscheinung zu nennen, an das Hautödem. Vorgestern war es die Verwässerung des Blutes, das als ihre Ursache angesehen wurde, gestern die Durchlässigkeit der Glomerulusschlingen und heute sind es die geschädigten Endothelien der Hautkapillaren. Die täglich zunehmende Menge pathologischer Einzelbeobachtungen, die unsern Gesichtskreis über die Möglichkeit des Geschehens immer mehr erweitert und neue Beziehungen aufdeckt, macht die allgemeinen gesetzlichen Anschauungen immer unsicherer. Wir besitzen, wie schon gesagt, viel zu wenig Gesetze von genügender Beweiskraft in der Biologie, um die durch neue Erfahrungen aufgetretenen scheinbaren Widersprüche durch Hilfsannahmen entsprechender Hypothesen leicht mit der bisherigen Anschauung in Verbindung zu bringen. Viel häufiger sind wir genötigt, jahrelang gehegte Anschauungen ganz über Bord zu werfen. Man denke z. B. an unsere heutige Anschauung von der Vererbung der Syphilis gegenüber den Lehren, an die wir in den vergangenen Jahrzehnten fest geglaubt haben. Um all diesen komplizierten Möglichkeiten gerecht zu werden, die sich aus der unendlichen Vielheit der Bedingungen eines jeden Vorgangs ergeben, hat sich ja in der Medizin neuerdings das Bestreben geltend gemacht, dem Kausalitätsbedürfnis gegenüber eine neue Einstellung zu versuchen, die strenge Begriffsverbindung zwischen Ursache und Wirkung durch Einführung einer vielfachen Kausalität sämtlicher in Frage kommender Bedingungen auszumerzen und durch den mathematischen Funktionsbegriff zu ersetzen. Dieser „Konditionismus“

ermöglicht eine Angliederung neuer Erfahrungen an die alten, ohne diese gänzlich außer Kurs zu setzen, ist aber letzten Endes doch auch nur ein dialektischer oder didaktischer Notbehelf. — Diese Hinweise mögen genügen, um die Menge von Einwendungen aufzudecken, die sich von vornherein gegen die Allgemeingiltigkeit der Erkenntnisse erheben, mit denen die pathologische Biologie arbeitet. Vom rein erkenntniskritischen Standpunkt aus gesehen ist daher ihre Stellung als Wissenschaft vielfach anfechtbar! Wir müssen uns damit abfinden, daß sie größtenteils nur fiktive, „Als-ob-Erkenntnisse“ enthält. Aber trotzdem hat uns die induktive Forschung sicherlich eine ungeheuer große Menge von Kenntnissen übermittelt, deren Wirklichkeitswert ungeachtet ihrer Vorläufigkeit und Vieldeutigkeit für uns feststeht; fest genug, um als Voraussetzung unserer Diagnostik zu dienen.

Wie gestaltet sich nun die Arbeit mit diesen Hilfsmitteln bei der Diagnose? Der Weg ist von Anfang an geteilt, wir gehen von verschiedenen Seiten an die Aufgabe heran. Wir hören die Klagen des Kranken an, die uns vom ersten Augenblick an gewisse Vorstellungen erwecken; die sich hieran anschließenden Assoziationen lassen uns bestimmte Aenderungen im Organismus erwarten. Gleichzeitig machen wir mit unsern Sinnen, vornehmlich dem Gesicht eine Reihe von Wahrnehmungen, die diese Erwartungen bekräftigen oder entkräften. Nun suchen wir nach objektiven Maßstäben, um ein abschließendes Urteil über sie zu bekommen, denn bis zu diesem Augenblick kann die Vorstellung nur lückenhaft und keinesfalls festbegründet sein. Dazu wenden wir Methoden an, die uns in Stand setzen, von den im Innern des Kranken sich abspielenden Prozessen entweder wirklich tatsächlich greifbare, anschauliche Objekte oder doch wenigstens Spiegelungen, Reflexe, vielleicht auch nur sprechende Symbole zu erhalten, mittelbare oder unmittelbare, aus denen sich dann die Teile der Denkübung zusammensetzen, die wir Untersuchung nennen. Ihr Ergebnis ist dann die Vorstellung bestimmter morphologischer oder physiologischer Veränderungen, vermittelst derer wir nach den oben geschilderten Erkenntnisprinzipien bestimmte Krankheitsbegriffe in Form von allgemein- oder speziell pathologischen Bildern aufgestellt haben.

Gipfelt somit diese geistige Arbeit der „objektiven Untersuchung“ in der Aufsuchung von Erkenntniswerten, die den Anforderungen wissenschaftlichen Denkens entsprechen, so haftet ihnen doch von vornherein auf der andern Seite ein Umstand an, der den rein wissenschaftlichen Charakter ihrer Fragestellung beeinträchtigt. Dies liegt in dem auf einen bestimmten Zweck gerichteten Wesen der Medizin, der darin besteht, alle Möglichkeiten für die Besserung eines krankhaften Zustandes schon in der Diagnose aufzufinden. Alle Ermittlungen haben für sie nur insoweit Wert, als sie diese Hauptaufgabe berücksichtigen. Entfernen sie sich davon, gehen sie die

Praxis nichts an, fehlt die Brücke zum ärztlichen Handeln, so können sie unser Wissen nur unfruchtbar bereichern, sie haben für die Diagnostik selbst keine Bedeutung. Darum liegt es durchaus nicht in deren Wesen, etwa von allen im Körper sich abspielenden Prozessen ein erschöpfendes Bild zu haben, vielmehr sich nur über diejenigen Aufschluß zu verschaffen, die unmittelbar zu einer ärztlichen Handlung auffordern, mag sie sich nun direkt an die Störung wenden oder mittelbar ihre Wirkungen zu beeinflussen suchen. In dieser Sachlage liegt es begründet, daß schon die ganze Art, wie wir an das Diagnosenproblem herangehen, die trotz aller modernen Methodik unter dem Einfluß einer alten, nicht unterdrückbaren Ueberlieferung steht, sich von der unterscheiden muß, in der die wissenschaftliche Biologie ihre Aufgaben zu lösen sucht, geschweige denn die Physik oder Chemie. Unsere Absicht, die reine Wahrheit zu finden, wird fortwährend von andern Eindrücken und daraus sich ergebenden Erwägungen unterbrochen, und dadurch gewinnt sie eine für die Medizin bezeichnende, spezifische Ausdrucksform, die nicht mehr rein wissenschaftlich sein kann. Richard Koch [14]) hat auf diesen Punkt ganz besonders die Aufmerksamkeit gelenkt. Es ist sein Verdienst, besonders scharf nachgewiesen zu haben, daß die Diagnostik, auch nicht die modernste, kein einheitlich wissenschaftlicher Forschungsweg sein kann. Nur hat er, wie mir scheint, die letzten Folgerungen nicht hieraus gezogen. Es ist vielleicht daher am ehesten angebracht, im Anschluß an seine Ausführungen an die Erörterung des Problems heranzugehen.

Koch unterscheidet unter den Erkenntnismitteln die „Anschauung“ und die „Untersuchung“ einerseits und die ärztliche Intuition andererseits, von denen er die ersten beiden den Denkvorgängen zurechnet, während er die letzte außerhalb jener setzt. Unter Anschauung versteht er den Fall, in dem das einfache Hinschauen die Untersuchung ersetzt, in dem also der Gegenstand der jeweiligen Erkenntnis durch einfaches Hinschauen auf das Ganze erkannt wird. Die Wahrnehmung eines ungeteilten Ganzen, also gewissermaßen eine umfassende „Apperception“, führt hier zur ärztlichen Erkenntnis, ohne daß ein Hinschauen auf Einzelheiten eine Auflösung des im Blick erfaßten, eine Untersuchung stattfindet. Im Gegensatz hierzu bestehe das Wesen der Untersuchung darin, daß am Kranken Einzelnes wahrgenommen und bestimmt wird, um hieraus die Erkenntnis aufzubauen. Mir scheint nun ein wirklicher Gegensatz zwischen diesen beiden Erkenntnismitteln nicht vorhanden zu sein. Sie sind wohl nur verschiedene Formen desselben Verfahrens oder besser gesagt die Richtungspole, Anfang und Ende desselben Weges. Die „Anschauung“ begnügt sich mit den ins Auge springenden Tatsachen, um daraus die andern Verhältnisse kombinierend zu bestimmen, während jene, die „Untersuchung“, besonders im Extrem, alles was überhaupt in

Betracht kommen kann, ermittelt und daraus die diagnostische Synthese baut. Aber prinzipiell ist es dasselbe, ob ich mit der Wahrnehmung einer besonders prägnanten Veränderung, z. B. eines bestimmten Hautausschlags, der mir das Bild des syphilitischen Exanthems ins Gedächtnis ruft, vielleicht noch unter Zuhilfenahme des gleichfalls im ersten Augenblick erschauten Primäraffektes begnüge, um die Diagnose Syphilis zu stellen, oder ob ich nun den Kranken von Kopf zu Fuß auf alle syphilitischen Merkmale absuche, einen Abstrich des Sekrets auf Spirochaeten und eine Wassermannuntersuchung vornehme; in beiden Fällen brauche ich dieselben Hilfsmittel, es ist nur ein quantitativer Unterschied, und einer, gegeben durch die Persönlichkeit des Untersuchers. Der Geübte kann in einem Augenblick eine Anzahl Wahrnehmungen gewissermaßen konzentrieren, wo der weniger Geübte erst das ganze Arsenal der Prüfungsmethoden anwenden muß, um seiner Sache sicher zu sein, eine Uebung, die der streng Gewissenhafte wohl immer vollzieht. Aber die Art, in der die durch diese „Anschauung" festgestellte Veränderung gedeutet und verwertet wird, unterscheidet sich grundsätzlich nicht von der Verwendung der Ergebnisse eingehender und verwickelter Methoden. Freilich kann diese Fähigkeit der Anschauungs- und Augenblicksdiagnosen bei manchem scharfen Beobachter zu verblüffender Virtuosität ausgebildet sein. Aber das Wesentliche bleibt eben auch hier, daß bei beiden Arten der Diagnosenbildung der Arzt bestrebt ist, die Kausalitätskette zwischen allen Wahrnehmungen zu finden und um so befriedigter sein wird, je näher er durch die Einzelwahrnehmungen dem einmal gefaßten diagnostischen Gedanken zu kommen vermag. Aus den Einzelwahrnehmungen ergeben sich Schlüsse und Erwartungen, aus den Teilerkenntnissen wird der Versuch gemacht, eine allgemeine Erkenntnis des Gesamtzustandes anzubahnen. Allerdings ergibt sich aus dem analytischen Teile der Anschauung („Inspektion") und Untersuchung die Verwertung, die Synthese, durchaus nicht ohne weiteres. Denn das ärztliche Denken kann nicht in der Art eines Syllogismus vor sich gehen. Die spärlichen wirklichen Erkenntnisse werden durch die Kenntnis einer Reihe von Attributen und sonstigen Bedingtheiten im organischen bezw. pathologischen Geschehen ergänzt. Gewiß lassen sich oft aus induktiven Wahrnehmungen logische Deduktionen folgern, aber in der Verwendung der Wahrnehmungen, in ihrer Vereinigung zu Wirklichkeitsbegriffen herrscht eine Freiheit, wie sie in den Naturwissenschaften, selbst in der Biologie, nicht gewährt wird. Nicht nur hypothetische Verallgemeinerungen setzen die Sicherheit der Anschauungen herab, überall fließen auch Werturteile in die diagnostischen Erwägungen, so daß die zu treffenden Entscheidungen der Person des Untersuchers einen größeren Spielraum gewähren, als es strenge Sachlichkeit gestattet. Schon diese Feststellung weist darauf hin, daß neben dem wissenschaftlichen Erkenntnisversuch auch noch andere Mittel herbeigezogen werden müssen, um seine Unvollkommenheiten zu ergänzen und den Untersucher mehr zu befriedigen. Die Notwendigkeit einer solchen Erweiterung der diagnostischen Mittel wird durch das Bedürfnis der Praxis, die auf halben Wege nicht stehen bleiben kann, geschaffen.

Damit betreten wir das Gebiet, das sich von vornherein der Möglichkeit logischer Formulierungen zu entziehen scheint, nämlich das der Intuition und des aus ihr entsprungenen Wissens, deren Bewertung sich als das Hauptproblem der ärztlichen Kunst darstellt.

Die Frage nach der Bedeutung der Intuition kann nur im Zusammenhang mit der Philosophie beantwortet werden, da sie eine ausgesprochen philosophische ist. Unter Intuition verstehen wir hergebrachtermaßen einen Denkvorgang, bei dem die reine Sinneswahrnehmung, also vor allem die „Schauung“ ein „Wissen um den Gegenstand“ vermittelt, der ihn hervorgerufen hat. Die Form der Aufnahme des Eindrucks muß eine eigenartige, besonders tiefe, intensive sein [15]). Sie ist nicht ohne weiteres gleichzusetzen mit der Perzeption eines Sinneseindruckes, bei dem einfach nur eine Wahrnehmung registriert wird, ebenso wenig aber auch der Apperzeption, bei der wir einen solchen Eindruck in den Kreis bekannter Vorstellungen einsetzen. Bei dieser handelt es sich um einen wirklichen Erkenntnisakt, der in der Zurückführung des zu Erkennenden auf etwas, das wir schon kennen, und als was es erkannt wird, besteht; es liegen also dann zwei Glieder vor, die im Erkenntnisakt dauernd mit einander verknüpft werden, so daß das eine im andern aufgewiesen und wiedergefunden wird; „das Unbegriffene wird auf etwas zurückgeführt, was bereits als Begriffenes unser geistiges Besitztum bildete“. (Avenarius). Dies ist bei der exakten, messenden, auf den Zahlenbegriff ausgehenden Wissenschaft natürlich am vollkommensten ausgebildet. Daß ein solcher Denkakt nicht durch noch so intensives Schauen an sich vermittelt werden kann, wie das Schlick unwiderleglich dartut, daß also exakte Wissenschaft sich nur auf diesem quantitativ mathematischen Erkenntnisbegriff aufbauen konnte, ist klar. Anders verhält es sich jedoch mit der Philosophie und allen andern geistigen Betätigungen, die ganz allgemein ausgedrückt, der Beziehung zur Metaphysik nicht gänzlich entraten können. Zu diesen gehört aber sicherlich die Biologie. In ihnen gewinnt gerade in den neuesten Zeiten die Intuition eine erneute Bedeutung. Sagt doch Husserl [16]), daß es grade im Wesen der Philosophie läge, sofern sie auf die letzten Ursprünge zurückgeht, daß sich ihre wissenschaftliche Arbeit in den Sphären direkter Intuition bewegt, und daß es der größte Fortschritt unserer Zeit sei, zu erkennen, daß mit der im rechten Sinne philosophischen Intuition, der phänomenologischen Wesenserfassung, ein endloses Arbeitsfeld sich auftue usw. — Das intuitive Erkennen steht in einer direkten unmittelbaren Beziehung zwischen der erkennenden Person und dem zu erkennenden bezw. erkannten Gegenstand, in einem Erleben des Gegenstandes, in einem Einfühlen in diesen durch den Schauenden, wofür sich keine allgemeinen Gesetze aufstellen lassen, wie sie bei der Herstellung einer Beziehung zwischen mehreren begrifflich faßbaren Gliedern ohne weiteres erkennbar werden. Der Wert der Intuition im Sinne einer begrifflichen Erkenntnis ist daher von vornherein undiskutabel, es sind anscheinend zwei vollkommen inkommensurable Gebiete. Wie kann ihr daher überhaupt ein Erkenntniswert zugesprochen werden?

Diese Frage wird in ein ganz anderes Licht durch die Betrachtungen Bergsons [17]) gerückt. Dieser weist mit Recht darauf hin, daß es gänzlich unmöglich ist, auf die psychischen Größen den Quantitätsbegriff der Mathematik anzuwenden und sie damit im strengen Sinne einer exakten Wissenschaft zu messen. Dasselbe gilt ausnahmslos von allen Erscheinungen des Lebens überhaupt. Sie sind von Natur rein qualitativ und deshalb durch reine Quantitäten nicht darstellbar. Da nun die ganze Wirklichkeit uns zunächst rein qualitativ gegeben ist, da grade die Erlebnisse das unbezweifelbar wirkliche sind, so folgert er, daß die quantitativ mathematische Methode uns vielmehr eine verfälschte Erkenntnis liefere. Sie müsse die Wirklichkeit erst in ihre Sprache übersetzen, erst symbolisch durch Zahlen darstellen, ihr wahres Wesen könne sie daher nie erfassen. Die gegebene Methode hierfür sei die Intuition, die allein im Stande ist, methaphysische Probleme zu lösen.

Verfolgt man die Intuition in ihre ersten Anfänge, so ergibt sich, daß sie letzten Endes mit den Antrieben der Instinkte zusammenfällt, die gleichfalls unbeeinflußt vom vernunftgemäßen Denken sich vollziehen. Es ist daher von größter Wichtigkeit, sich zur Erfassung der Intuition mit diesen Phänomenen auseinanderzusetzen. Auch hierfür sind die Gedankengänge Bergsons [18]) von großer Bedeutung. Er geht bei seinen Betrachtungen von der (für unsere Frage nicht so belangreichen) Grundidee aus, daß sowohl Instinkt wie Intellekt ihre Aufgabe darin haben, Mittel für die Beherrschung oder Ausnutzung der uns umgebenden im wesentlichen unorganischen Welt zu finden. Hierbei stellt sich der Instinkt gewissermaßen als die Fortsetzung bereits bestehender Organe dar, steht also in einem direkt unmittelbaren Verhältnis zwischen Subjekt und Objekt, während der Intellekt sich auf das Bestreben gründet, sich der leblosen Welt seiner Umgebung durch Werkzeuge zu bemächtigen, die erst erfunden werden müssen. So repräsentieren beide zwei verschiedene Formen der geistigen Aktivität, durch die die Natur ihre Geschöpfe in den Stand setzt, sich in der Welt fortzuhelfen. Die Eigentümlichkeiten des Instinktes werden uns dort am klarsten, wo sie am vollendetsten ausgebildet sind, nämlich bei den instinktiven Handlungen gewisser hochentwickelter Gliedertiere, besonders verschiedener Hymenopteren. Betrachtet man z. B. verschiedene derartige Handlungen bei den s. g. Lähmungswespen, so steht man vor Tatsachen, die, als intelligente angesehen, eine derartige Höhe der Verstandestätigkeit voraussetzen müßten, wie sie bei diesen Tierchen unmöglich angenommen werden kann, schon deshalb nicht, weil sich diese vermeintliche Intelligenz, also das Merkmal einer allgemeinen fortgeschrittenen Denkfähigkeit, nur auf diese eine ganz eng umgrenzte Tätigkeit beim Eierlegen konzentriert, während sie bei allen andern fehlt. Die Wespe sucht ihre Opfer zu lähmen, um in ihnen ihre Eier unterbringen und ernähren lassen zu können. Sie sticht daher je nachdem eine Raupe, Grille oder Käferlarve in die Ganglienknoten, die der motorischen Tätigkeit als Zentren dienen, bei dem einen Tier sind das mehrere, z. B. 9 (!!), bei andern ist es nur eine einzige Stelle. Intellektuell betrachtet gehörte zur Ausführung dieses Unternehmens eine fein differenzierte anatomisch-physiologische Kenntnis der Organe ihrer Opfer, sowie die Technik eines Chirurgen. Beides könnte doch nur durch lange verstandesgemäße Uebung oder Vererbung erreicht werden. Wie wäre man aber im Stande anzunehmen, daß die Wespe sich diese Kenntnisse durch intelligentes Abtasten erworben oder gar in dieser komplexen Vollendung geerbt habe. Sucht man daher solche und ähnliche instinktive Handlungen, deren es unendlich viele in der Natur gibt, durch Mechanismen zu erklären, wie sie unser Verstand zusammensetzt, und wie sie ihn zusammensetzen, bestrebt man sich also, den Vorgang durch eine Uebertragung in Verstandesbegriffe zu übersetzen, so wird er zu einem unergründlichen Mysterium, zu dem wir die Analogien in seinem Gebiet vergeblich suchen. Er vermag Raumpunkt mit Raumpunkt, stofflichen Gegenstand mit stofflichem Gegenstand immer in Beziehung zu setzen, er kann alle Dinge aufspalten, aber er nimmt von der tieferen Ursache immer nur ein Zerfallen in ein Nebeneinander von Ursachen wahr; den inneren Bezug verschiedener Lebenserscheinungen, die eine solche Aufspaltung nicht erlauben, weiß er nicht zu ergründen. Da es sich hier nicht um Feststellung eines Erkenntnisprozesses, sondern einer mehr gelebten als vorgestellten Form der Wahrnehmung handelt, scheitert er daran, sie zu begreifen. Versucht man daher, den Vorgang in Worte zu fassen, so kann man dies nur symbolisch tun; und von einer Art „Sym-pathie" im ethymologischen Sinne des Wortes reden, die dem stechenden Tier die Kenntnis des Ganglion und seiner Bedeutung für das Zustandekommen der Lähmung verrät. Derartige Vorgänge beweisen, daß anscheinend „vernunftgemäße" Handlungen besonders zwischen lebendigen Wesen, aber auch schließlich zwischen organisierten Geschöpfen und lebloser Materie vor sich gehen können, ohne daß ihnen ein begrifflich erfaßbares Denken zu Grunde liegt.

So stellen Instinkt und Intellekt die nach zwei verschiedenen Richtungen auslaufenden Grundformen der geistigen Betätigung dar, wenn sie auch sich im Laufe der Entwicklung vielfach durchflochten zeigen, insofern sich im Instinkt intellektuelle und im Intellekt instinktive Züge vorfinden. Das Vermögen zur Benutzung naturorganisierter Werkzeuge des Körpers muß die Kenntnis des Werkzeugs wie des Objektes in sich bergen und mitbringen, ist also die angeborene „Erkenntnis" einer Sache, wenn man eben mit Erkenntnis das vollkommene Eindringen in ihr Wesen meint. Intellekt dagegen, ursprünglich die Fähigkeit, künstliche (anorganische) Werkzeuge zu schaffen, wird dazu gedrängt, die Beziehung der gegenwärtigen Lage zu den sie ausnützenden Mitteln ausfindig zu machen. Hierin liegt sein unberechenbarer Vorteil vor jener stofflichen Erkenntnis des Instinktes, da die Möglichkeit einer fortschreitenden Entwicklung des Erkennens der formalen wechselseitigen Beziehungen der Dinge unbegrenzt ist und zu immer weiterem Denken auffordert. So wird er zum Schöpfer des begrifflichen Denkens. Bald gibt es keinen Gegenstand mehr, dessen Begriff er sich nicht anzueignen vermöchte, auch wenn er ohne Beziehung zum praktischen Handeln bleibt. Sein Vermögen, die Dinge nach beliebigen Gesetzen zu zerlegen und nach beliebigen Systemen zusammenzuordnen, ist unerschöpflich. Alle diese Eigenschaften befähigen ihn, das Wesen der leblosen Materie zu durchdringen, aber sie machen es ihm ebenso unbegreiflich, das Leben selbst zu begreifen, das er sich nur vorstellen kann, wenn er es sich in Anorganisches aufgelöst denkt. Das eigentliche Wesen einer kontinuierlichen Entwicklung vermag er mit seinen Mitteln nicht zu enträtseln, er kann es sich nur als ein Nebeneinander oder Hintereinander von Zuständen vorstellen. Sobald er das Lebendige anrührt, tritt seine Unzulänglichkeit hervor, die Geschichte der Medizin und Pädagogik sind hierfür redende Zeugen. Dies schreibt sich aus seiner „Verranntheit", Lebendiges wie Totes zu behandeln, die Wirklichkeit, sie sei so fließend wie sie wolle, in Form definitiv abgeschlossener Objekte zu denken. Während er mit Hilfe der auf ihn gegründeten Wissenschaft immer tiefer in die Geheimnisse der physikalischen Vorgänge dringt, gibt er vom Leben nur eine Uebersetzung des Leblosen und daher nie eine richtige Vorstellung! Dazu wäre allein der Instinkt im Stande, wenn er seiner selbst bewußt über seine Gegenstände, die er intuitiv restlos durchdringt, reflektieren könnte. Vermöchte er dies, so würde er uns ins innere Leben führen. Da aber die Reflexion die Denkarbeit des Verstandes benutzen müßte, so macht sich die Wesensungleichheit beider grade in dem Augenblick wohl am meisten geltend, wenn dieser jenen verstandesmäßig begreifen will. Aber es ist natürlich, daß beide sich ununterbrochen eng miteinander durchflechten und gemeinsam unser geistiges Leben beherrschen. So konnte auch beim Menschen der Instinkt oder die aus ihm quellende Intuition nicht endgiltig durch den Intellekt verabschiedet werden, wenn sie sich auch nie zur herrschenden Denkform ausbilden können. Der Intellekt bleibt der „leuchtende Kern", den auch der geweitete und gereinigte Instinkt nur als eine verschwimmende Nebelschicht umgibt. Was uns aber die Intuition an Stelle der nur dem Intellekt vorbehaltenen reinen Erkenntnis gibt, das ist das Gefühl und Verständnis für die Unzulänglichkeiten, die den Gegebenheiten des Verstandes anhaften und die Ahnung der Mittel, diese zu ergänzen. Die Intuition nützt selbst den Mechanismus des Verstandes aus, um zu zeigen, wo der intellektuelle Rahmen nicht mehr ausreicht, die Phänomene zu umspannen, und andererseits ruft sie kraft ihrer eigenen Arbeit wenigstens ein dunkles Gefühl davon hervor, was an deren Stelle zu setzen ist. So dient sie dazu, um zur Anerkennung zu bringen, daß weder die mechanische Kausalität, noch der vitalistische Zweckmäßigkeitsbegriff eine ausreichende Deutung des Lebensgeschehens bietet und macht ihrerseits das Bestehen jener „Sym-pathie" deutlich, einer verbindenden Berührung zwischen allem Lebendigen, einer Vorstellung des Lebens, das im Grunde wechselseitige Durchdringung einer fortgesetzten wenn auch begrenzten Schöpfung (Évolution créatrice) ist. Also wenn auch verschwimmend und vor allem diskontinuierlich — die Intuition besteht: eine halberloschene Lampe, die nur für Sekunden aufflackert, aber immer grade da, wo ein vitales Interesse ins Spiel kommt. Und so wirft sie auf unsere Persönlichkeit, unsere Freiheit, auf unsere Stellung im Zusammenhang mit der Natur, auf unsern Ursprung und vielleicht auch auf unsere Bestimmung ein blasses Licht, aber immerhin hell genug, um die Finsternis zu durchbrechen, in der uns hier der Verstand läßt.

Der Kernpunkt dieser geistvollen Gedankengänge, die ich aus verschiedenen Stellen der „Schöpferischen Entwicklung" ihrer Originalität halber fast im Wortlaut wiedergeben habe, und der auch für unsere Frage eine wesentliche Bedeutung hat, ist: Intuition ist nicht gleichzusetzen mit einer willkürlichen phantastisch erzeugten Inspiration, sondern sie ist ein aus der Notwendigkeit unserer Organisation geborener geistiger Vorgang, den wir in unserm persönlichen und geistigen Leben nicht entbehren können, da er fortwährend die Tätigkeit des Intellekts ergänzt. Sie tritt unausgesetzt unbewußt in Aktion, und so schwach sie auch neben dem starken Intellekt erscheint, so genießt sie doch das eigenartige Vertrauen des Menschen grade im persönlichen Leben. Intuition ist die Quelle aller wesentlichen Beziehungen der persönlichen Entwicklung im Verkehr mit Menschen und Dingen, die erst nachträglich durch den Verstand verifiziert werden.

In welcher Weise aber sollen wir nun diese aus dem Instinkt geborene intuitive Denkform in eine nach vernunftgemäßen Regeln verfahrende, nach wissenschaftlicher Klarheit verlangende Tätigkeit, wie die ärztliche einordnen? Hier handelt es sich ja nicht nur darum, daß diese Intuition die Anregung zu gedanklichen Leistungen und Fortschritten in der Wissenschaft gelegentlich geben soll und darf, was ja für alle, selbst für die exaktesten Wissenschaften anerkannt ist, sondern um etwas, was uns gewissermaßen als tägliches Werkzeug im Beruf dienen müßte. Können und sollen wir die Intuition in ihrer reinsten Form wirklich brauchen? Können wir sie zu einer brauchbarern Denkform ausgestalten oder sollen wir ihr Gebiet nach Kräften einschränken oder ihrer ganz entraten?

Gehen wir nun ihrem Wesen nach, so kann doch ihre Anwendung unmöglich erst im Laufe der geschichtlichen Entwicklung der Heilkunde einmal erworben worden sein, vielmehr weist es uns grade auf die Wurzeln dieser Entwicklung zurück. Alles, was wir von primitiver Medizin wissen, scheint darauf hinzudeuten, daß in unserer seelischen Organisation eine Fähigkeit vorhanden ist, die ganz allgemein gesprochen, für Krankheit und Krankheitsheilung ein ausgesprochenes Verständnis besitzt, eine Fähigkeit, die sich ja auch schon beim Tier findet. An und für sich würde der Gegensatz zwischen Gesundheits- und Krankheitsgefühl schon auf Grund des Selbsterhaltungstriebes das Vorhandensein einer solchen Anlage rechtfertigen. In der Tat zeigt das Verhalten des primitiven Menschen, dem die „Ratio" noch fehlt, daß er ein solches vor aller Erfahrung bestehendes irrationales Gefühl besessen hat. Die Tatsache, daß er, der doch nur die Befriedigung der elementarsten Triebe suchte, überhaupt auf den Gedanken kam, bei einem Zustand, der sich von dem Gefühl der gewohnten Gesundheit entfernte, gewissermaßen die Abstraktion einer „Krankheit" zu vollziehen und außerhalb seiner selbst Linderung oder Heilung zu suchen, ist dafür bezeichnend. Die Geschichtsforschung der Medizin nimmt heute an, daß die Anfänge der Heilkunde empirisch-rationalistisch waren. Bei den Verletzungen und andern äußern Erkrankungen trifft dies wohl zu und für ihre Wahrnehmung ist vielleicht, ebensowenig wie für ihre Behandlung, die Leitung eines Instinktes nicht allein maßgebend gewesen. Hier kann man sich denken, daß intelligentes Denken eine Induktion gröbster Form die Gedanken leitete. Aber für die überwältigende Mehrzahl der Krankheiten, der inneren und geistigen, kann das nicht gelten. Vor aller Fähigkeit, Erfahrungen zu machen, muß doch etwas vorhanden gewesen sein, was dazu aufforderte, den Dingen eine besondere Aufmerksamkeit zu schenken, die den Grund und die Möglichkeit zur Sammlung von Erfahrungen legte. Wie kam nun aber gar der primitive Mensch dazu, Heilkräuter anzuwenden? Hierzu konnte ihn nur ein Instinkt geführt haben[19]). Immer wählte er sich besondere, durch Farbe oder Geschmack ausgezeichnete, dazu aus. Wie kam er später, in einer Zeit, in der ihm von Bau, Gestalt und Statik der Knochen noch jede Vorstellung fehlen mußte, dazu, einen gebrochenen Knochen sachgemäß mit einer Stütze zu behandeln, wofür die Befunde geheilter Frakturen aus prähistorischer Zeit doch Zeugnis ablegen? So bestand wohl ein Instinkt, der den Menschen auf derartige Heilverfahren hinwies, der ihn veranlaßte, Blutentziehungen, Ableitungen und ähnliche Anwendungen zu machen, für die eine spätere Zeit rationelle Erklärungen erst geschaffen hat. Denn zu solchem Tun konnten weder zufällig gemachte Erfahrungen, noch verstandesgemäße Erwägungen von vornherein führen. Grade die Treffsicherheit der Maßnahmen, die sich dann später im ganzen Verlauf der Zeit immer wieder bewährt haben, spricht dafür, daß sie einer instinktiven Ahnung jener „Sym-pathie" entsprangen, die vor aller Erfahrung da war. So erscheint es mir nicht zweifelhaft, daß wie auch bei andern Gebieten menschlicher Tätigkeit, die nicht grade im rein Intellektuellen aufgehen, wie die exakten Wissenschaften, auch hier die Keime der späteren Entwicklung in ausgesprochen irrationalen Anschauungen lagen, also im Besitze gewisser apriorischer Kategorien, von den ausgehend die spätere Rationalisierung erfolgte. Sagt doch Kant in seinem berühmten Eingangsworte der Kritik der reinen Vernunft, daß, wenngleich all unsre Erkenntnis mit der Erfahrung anhebt, diese doch nicht eben alle aus der Erfahrung entspringt. Aus seinem Schatze apriorischer Vorstellungen gibt unser Erkenntnisvermögen, veranlaßt durch irgend welche sinnliche Wahrnehmungen dies Material heraus. In tiefgründiger Weise hat dies Verhältnis vom Irrationalen zum Rationalen auch R. Otto [20]) in der Entwicklung der Religion auseinandergesetzt. Die Wurzeln der ausgebildeten religiösen Anschauung, die sich im Laufe der Zeit dann vornehmlich nach der Seite des Sittlichen hin rationalisiert, liegen in ganz irrationalen Empfindungen, in einem Abhängigkeits-, einem „Kreaturgefühl", in der Vorstellung des Heiligen, „Numinosen und Fascinosen", vor dem die Kreatur erbebt, das sich in allen Anfängen religiöser Gefühlsäußerung nachweisen läßt. Nicht die Furcht vor Strafe oder das Buhlen um die Gunst der Gottheit, also eine rational begründete Empfindung, hat dies Gefühl erschaffen und entwickelt, es war eben da und bleibt auch, was das wichtigste ist, bestehen, nachdem sich eine rationalisierte Form der Religion herausgebildet hat. Der Bezug darauf erlischt nie, er bildet immer eine neue Quelle weiterer Entwicklung. Es ist die „Anlage", die durch Reize geweckt, wach wird, Ausdruck bekommt und sich betätigt. Aehnlich verhält es sich mit der Bildung des Geschmacks in der bildenden Kunst, also mit dem irrationalen Boden des „ästhetischen Empfindens". So scheint es mir auch unzweifelhaft, daß die erste Quelle ärztlicher Betätigung tief in irrationalen Gegebenheiten beschlossen liegt, in der sichern Ueberzeugung, daß es Krankheiten gibt und Dinge, die sie heilen, auf die wir von selber hingewiesen werden, daß mit andern Worten die Heilkunde eine selbstverständliche natürliche Angelegenheit ist, für die jeder Mensch einen Instinkt besitzt. Was dürfte dies mehr beweisen, als der große Umfang der Volksmedizin, die seit jeher durchaus nicht nur von den Anregungen und Abfällen der regelrechten Heilkunde allein lebte, sondern ein starkes, schwer zu überwindendes Eigenleben führte und, wenn auch vielfach korrumpiert durch mißverstandene Anleihen aus dem Material ihrer geschulten Schwester, doch noch einen Schatz von instinktiven Heilmitteln besitzt. Mancher krasse Aberglauben, aber auch mancher diskutable Gedanke weist darauf hin. So stammt das Prinzip „Similia similibus" (nicht nur bei Hahnemann) sicherlich aus irrationaler Quelle, so erwähnt Höfler einmal den Gebrauch in einem Landstrich Bayerns, das Fleisch an Milzbrand gefallener Tiere zu Immunisierungszwecken an gesunde Tiere zu verfüttern. Ich erinnere ferner noch an die Geschichte der Kuhpockenimpfung, deren laienmäßiger Gebrauch wohl weniger einer Erfahrung als der instinktiven Vorstellung „Similia similibus" entstammte.

Das Bewußtsein, daß die Heilkunde etwas Natürliches, gewissermaßen auch ohne den Weg der Erkenntnis dem Menschen zugefallener Besitz sei, hat die alten Aerzte wohl immer durchdrungen. Das ist auch der Grundgedanke der Hippokratischen Medizin, der ja seine Rationalisierung in der Idee von der Heilkraft der Natur findet. In jener Anfangs schon erwähnten Apologie der Heilkunde findet sich, wenn auch in die künstliche Form dialektisch-sophistischer Verkleidung gehüllt, dafür folgendes interessante Bekenntnis, καὶ τοῦτό γε τεκμήριον μέγα τῇ οὐσίῃ τῆς τέχνης, ὅτι ἐοῦσά τε ἐστι καὶ μεγάλη, ὅπου γε φαίνονται καὶ οἱ μὴ νομίζοντες αὐτὴν εἶναι σῳζόμενοι δἰ αὐτήν, πολλὴ γὰρ ἀνάγκη καὶ τοὺς μὴ χρωμένους ἰητροῖσι, νοσήσαντας δε καὶ ὑγιασθέντας εἰδέναι ὅτι ἢ δρῶντες τι ἢ μὴ δρῶντες ὑγιάσθησαν. Gomperz übersetzt: Und das ist ein gewaltiger Beweis für den Bestand der Kunst, daß sie besteht, und daß sie mächtig ist, wenn es sich zeigt, daß auch jene, die nicht an sie glauben, durch sie gerettet werden. Denn notwendig müssen jene, die, ohne einen Arzt zu gebrauchen, krank waren und wieder gesund wurden, wissen, daß sie irgend etwas tuend oder lassend gesund wurden. Der Redner gesteht damit zu, daß es eben eine auf einer natürlichen Grundlage für jeden Menschen zugängliche und erfaßbare Heilkunde gäbe, zu der erst die Techne, das rationalisierte Heilverfahren, die Erkenntniswege geöffnet hat.

Um diesen irrationalen Kern hat sich die ganze Heilkunde kristallisiert, er ist die Quelle der Intuition, da er erst die Möglichkeit zum Sammeln von Erfahrungen gab. Denn sobald eine Wahrnehmung vorlag, die hierfür von Bedeutung werden konnte, erfaßt der Instinkt, die Anlage sie und unterstrich sie und so wurde sie zum Ausgangspunkt der Erfahrung. Es waren wohl immer besonders Begabte, die die Erfahrungen machten. Denn daß die Anlage vorhanden war, aus der heraus der Instinkt wirkte, besagt nicht, daß alle Menschen sie in gleichem Maße besaßen. Es müssen immer besonders Begabte sein, bei denen sich die Anlage „in actu“ befindet und daher gehörig auswirken kann. Im religiösen Gebiet nennt Otto diese Fähigkeit eine „dem Keim vergleichbare Potentialität aus der mit steigender körperlicher und geistiger Organisation und Bildung immer reifere Vermögen ausbrechen.“ Er vergleicht sie gradezu mit dem Verhältnis von potentieller zu kinetischer Energie.

Es ist aber nicht schwer sich vorzustellen, daß die einmal vorhandene Anlage durch die wachsende geistige Bildung, durch die Zunahme der Erfahrung, durch die Ergebnisse der theoretischen Erwägungen ganz anders in Aktion gerät, als wenn sie auf beschränktem primitivem Feld betätigt bleibt. So wird durch die Rationalisierung des irrationalen Triebes, durch die intellektuelle Durchdringung die intuitive Denkweise eher erweitert, denn die Aufnahme wirklicher Erkenntnisse kann ja nur ihre Angriffsfläche vergrößern. Der wirklich Begabte wird um so reicher an Intuitionen, je mehr intellektuelle Erkenntnisse ihm zufließen, die bei ihm die Möglichkeit neuer Intuitionen auslösen.

Hat auch die spätere naturwissenschaftliche Entwicklung der Medizin das intuitive Wissen sehr einschränken zu müssen geglaubt, so hieße es doch ihre Geschichte vollkommen verkennen, wollte man leugnen, daß man mit ihm ein großes Stück weiter gekommen ist. In der ganzen hellenischen Medizin, vor allem in der hippokratischen, auch in dem für uns wertvoll gebliebenen Anteil, den wir schulgerecht als „Empirismus“ bezeichnen, handelt es sich trotz des unverkennbaren Strebens nach einer Art von Induktion, viel weniger um induktive Erkenntnisse, für die der Boden noch nicht reif war, als um ein „Verstehen“ der Erfahrungen, um eine, wenn man so sagen darf, hochgetriebene „Kennerschaft“ den Phänomenen gegenüber. Mit einer Treffsicherheit, die uns heut um so staunenswerter erscheint, als das reale Substrat pathologischen Wissens noch völlig mangelte, wird das Symptom als bedeutsam erkannt und gewertet. Grade die Abwehr jedes Versuches einer erkenntnistheoretischen, philosophisch-systematischen Bindung zeigt das Vertrauen des Arztes auf seine Intuition, die Ueberzeugung von der untrüglichen Wahrheit des verständnisvoll Geschauten und Gefühlten.

Und so ist es im Großen und Ganzen stets in der guten empirischen Medizin geblieben, in der Heilkunst der Sydenham, der Boerhave, der Hoffmann und Stahl. Die ganze klinische Medizin blieb ein verständnisvolles Schauen und Werten; der Erkenntnistrieb wurde, da die Art der Wahrnehmung und Untersuchung keine andere Möglichkeit gewährte, einzig und allein durch eine systematische, fast immer methaphysische Lösung der richtig gefühlten Probleme zu befriedigen versucht. So waren bis zu dem großen Zeitalter der Medizin, das mit ihrer naturwissenschaftlichen Durcharbeitung und dem Versuch, sie völlig zur Wissenschaft umzugestalten, ihre endgiltige Bestimmung gefunden zu haben glaubte, die Fäden der Kunst und Wissenschaft eng verflochten. Und heute ist, wie wir noch sehen werden, dies Verhältnis nur in so weit verschoben, als in der Tat von dem, was wissenschaftlich allgemein als „erkannt" gelten darf, bis jetzt nur ein geringer Teil im strengen Sinne Erkenntniswert beanspruchen kann. Wir „verstehen" viele Zusammenhänge, ohne sie im strengen Sinne zu „erkennen". Darüber darf man sich aber keiner Täuschung hingeben, Verstehn ist keine Erkenntnis. Es ist letzten Endes auch nur eine irrational begründete Art des Denkens. Zwar versuchen es manche neuere Philosophen für die Erkenntnis in Anspruch zu nehmen (Erdmann[21]), aber es ist viel zu sehr mit Wertung und „Sympathie" durchsetzt. Grade dem leidenden Mitmenschen gegenüber wird der irrationale Anteil im Verständnis stets ein besonders schweres Gewicht besitzen. Der Arzt wird ihm gegenüber „aus Mit-leid wissend" wie Parsifal. In diesem eigenartigen Wechselspiel zwischen mehr oder weniger erreichter Erkenntnis und Wertung eines Gegenstandes oder Vorgangs liegt ja überhaupt die tiefe Beziehung zwischen Kunst und Wissenschaft[22]). Kunst ist das reine Reich der Wertung, die rein subjektiv gewertete Welt bildet die Gesamtheit alles künstlerisch aufgefaßten Seins und Werdens. Und diese künstlerische Wertung, die auch heute noch der ganzen Wissenschaft (besonders der Geschichte) mit Ausnahme der methodischen Physik nicht fremd geworden ist, mußte natürlich da, wo der Weg zur Erkenntnis noch nicht geebnet war, das wissenschaftliche Denken in unserm heutigen Sinne noch völlig vertreten. Daß grade in der Medizin diese Denkform trotz aller Irrungen, die zu nahe lagen, um nicht betreten zu werden, sich immer aufdrängt, das wird uns durch das Schwergewicht ihrer Tradition immer wieder vor Augen geführt, von der wir nicht loskommen können, ohne alles ärztliche Wesen zu verleugnen.

Hat nun aber rein praktisch angesehen, das durch induktive, Erkenntnis erworbene Wissen wirklich denselben Wert, wie das intuitive? Muß nicht jenes auch in unserer Betätigung diesem immer vorgezogen werden? Sind nach allem, was wir nun über das Wesen beider Arten geistiger Aktivität gehört haben, ihre Ergebnisse überhaupt vergleichbar? Wir haben bereits eingangs der Bemerkungen hierüber gezeigt, daß die Antwort hierauf nicht eindeutig zu geben ist. Alle mehr mechanistisch Eingestellten, vor allem die von der Mathematik her kommen und zu ihr neigen, werden in der strengsten Form des Erkenntnissuchens den einzigen Weg zum richtigen Ziel sehen. Für sie sind Intuition und Wissenschaft nicht zu vermittelnde Gegensätze. Wer erkennen will, muß in die Sphäre des Allgemeinen aufsteigen, wo er die Begriffe findet, deren er bedarf, um das Individuelle zu ordnen und zu begreifen; wer sich auf die Intuition verläßt, ist von vornherein an das Individuelle gebunden, aus dem er nicht heraus, und das er deshalb nicht „erkennen" kann. Die Intuition könne nur eine künstlerische Befriedigung gewähren, die „höhere" intellektuelle Befriedigung sei aber nur zu erreichen, wenn es gelinge, den Gegenstand auf das gesetzlich Wiederkehrende, auf das Begreifliche, quantitativ Faßbare zurückzuführen. – Ist dem aber so, so müßten wir in der Biologie, noch viel mehr aber in der Pathologie, von, der Diagnostik ganz zu schweigen, auf intellektuelle Befriedigung größtenteils verzichten. Denn wo haben wir denn die Möglichkeit zu reinen Erkenntnissen? Grade die Fülle der Bedingungen, die uns hier entgegen tritt, läßt immer nur in vereinzelten Einheiten, die einen Vorgang zusammensetzen, eine wirklich identifizierende wissenschaftliche Erkenntnis zu und stellt sich gewöhnlich der Möglichkeit des erschöpfenden Begreifens eines zusammengesetzten Phänomens hinderlich entgegen. Wir können daher bei der Vorstellung eines Krankheitsbildes zwar einzelne Symptome bis zu einem gewissen Grade mit irgend einem Besitzstand unserer Erkenntnis identifizieren, der ganze Vorgang bleibt aber dabei fiktiv. Grade das, was für uns den wesentlichen Gegenstand der Erkenntnis bildet, nämlich die „Krankheit" selbst, kann nur eine Fiktion, eine Als-ob-Vorstellung sein, an der wir fortgesetzt zu rektifizieren haben. Aus diesem Grunde hat auch die Medizin, selbst in ihrer wissenschaftlichen Zeit, nie den Anspruch erhoben und erheben können, eine Erkenntniswissenschaft zu sein. Sie ist gezwungen, darauf zu verzichten und sich mit dem Empirismus zu begnügen, also von sich aus Zusammenhänge zu knüpfen, um sich in der Welt des Geschehens zurechtzufinden. Sie ist nur bestrebt, die Ständigkeit des Zusammenhangs zu finden, mehr kann sie nicht erwarten. Sie sucht überall den typischen Zusammenhang von Ursache und Wirkung an Gliedern, die an sich ohne jede innere Beziehung sein können. Der Tuberkelbazillus hat nichts mit der Lunge zu tun, ebensowenig wie das Stück brennenden Papieres, mit dem Haus, das es zufällig entzündet. Aber der Nachweis, daß die Beziehung wiederholt vorkommt, daß sie unter Umständen künstlich wiederholbar ist, ermöglicht es, diese als folgerichtig hinzustellen. Hierin liegt die Grundlage für die Fassung von Schlüssen, zu einer „Wissenschaft". Diese führt nun zu dem Bestreben, den Zusammenhang rationalistisch zu vertiefen, Ursache und Wirkung auch durch eine innere Beziehung zu verknüpfen, entweder nach der Seite einer mechanistischen oder finalistischen Idee. Aber es muß doch gesagt werden, daß diese ganze Gedankenoperation trotz der großen Menge von Kenntnissen (nicht oder nur selten „Erkenntnissen"), die wir ihr verdanken, sich von den vorwissenschaftlich Versuchen, das Geschehen zu konstruieren, prinzipiell wenig unterscheidet. Hier berühren sich nun Intuition und intellektuelle Ermittlungsversuche sicherlich gelegentlich, und durch jene erworbenes „Verstehen" bildet oft genug ein Element empirischen Wissens. Sollten wir daher auf alles verzichten, was uns aus jenem Schatz zufließt und zugeflossen ist, so wäre grade unsre Fähigkeit, kranke Vorgänge in ihrem innern Zusammenhange zu begreifen, sehr lückenhaft. Nur auf intuitivem Wege haben wir, wie schon oben angedeutet worden ist, überhaupt gelernt, Symptomatologie zu treiben, aus einem Nebeneinander von Erscheinungen einen innern Zusammenhang zu vermuten, den wir dann im Laufe der Entwicklung durch eine empiristische Methodik zu verifizieren versuchten. Denken wir uns den ersten Arzt, der einen Kranken mit Schüttelfrost, Fieber, Seitenstechen und rostfarbenen Auswurf sah, so wird uns klar, daß er den Zusammenhang der Erscheinungen, den eine spätere Erfahrung als Lungenentzündung bezeichnete, nur auf dem Wege einer intuitiven Eingebung in einem zusammengehörigen Komplex von Erscheinungen vermutet haben konnte. Und auf welchem andern Wege als auf einem introspektiv-intuitiven wäre es uns überhaupt möglich, eine Wertung der für die Diagnose so wesentlichen „subjektiven" Krankheitserscheinungen, der verschiedenen oft von dem Kranken so mannigfach differenzierten Arten des Schmerzes und anderer Beschwerden oder der meisten geistigen Störungen zu gewinnen? Von der Bedeutung der intuitiven Erkenntnis für die letztgenannten soll noch später die Rede sein. —

So sehen wir, daß für die Medizin, insonderheit für die Diagnostik, der Wert der Intuition nicht zu bestreiten, ihre Mitwirkung nicht zu entbehren ist und zwar grade wegen ihrer engen Verflechtung mit den Ergebnissen der Erkenntnisversuche. Wäre sie völlig wertlos, wie der Erkenntnistheoretiker in seiner bestechend scharf geschliffenen Deutung des Erkenntnisbegriffs dartut, so müßte sie es in jeder Beziehung sein, so hätten Kunst und Wissenschaft eben nicht das mindeste miteinander zu tun, ihre Wege wären immer zu trennen. In der Tat sehen wir aber, daß die auf intuitiver Betrachtung erwachsenen Vorstellungen zum Ausgangspunkt ungemein fruchtbarer wissenschaftlicher Forschungen werden können. Hierfür gibt grade die Biologie hervorragende Beispiele, der glänzendste Beweis ist wohl das wissenschaftliche Lebenswerk Goethes[23]), der die größere Hälfte seines Lebens gegen dieses wissenschaftliche Vorurteil gerungen hat, das seinen aus „künstlerischem" Anschauen geborenen Untersuchungen kein Bürgerrecht in der Naturwissenschaft gewähren wollte. Heute besteht wohl kein Zweifel mehr darüber, daß er, wenn auch in mancherlei Irrtum befangen, neue Wege der Naturwissenschaft gewiesen hat. Wiewohl er den Versuch als den „Vermittler zwischen Subjekt und Objekt ansah", also den Schwerpunkt in der Erfassung der Natur auf das Verhältnis zwischen der Erkenntnis suchenden Person und dem zu erkennenden Gegenstand legte, gelangte er zu „gesetzlichen" Ergebnissen, die auch für unsere heutige wissenschaftliche Entwicklung bedeutungsvoll geworden sind und ihren Wert nie verlieren können.

Von einer Wertlosigkeit der intuitiven Erkenntnisse kann daher nicht die Rede sein.

Verlassen wir aber nun einmal die genetischen Grundlagen unserer ärztlichen Krankheitsbetrachtung und sehen uns den Arzt selbst bei seiner diagnostischen Gedankenarbeit an. Hierbei verdient nun ein Umstand eine besondere Berücksichtigung. Die Mannigfaltigkeit des Ursprungs ärztlicher Urteile bedingt einmal an sich schon eine besondere Form des Denkens, eine ganz spezifisch-medizinische Einstellung den zu beurteilenden Gegenständen gegenüber, die von vornherein durch den Mangel an Einheitlichkeit eine Quelle für viele Fehler werden mußte. Diese Fehlerquellen werden aber über das Maß ihrer Notwendigkeit gesteigert durch die „Menschlichkeit" des Arztes, der eben wie auch Koch sehr richtig bemerkt, eine logische Maschine und keine Persönlichkeit sein müßte, wenn er grade in diesem Gebiete seine Erkenntnisse nur lege artis oder vielmehr scientiae zu Stande brächte. So wird er, wie gesagt, noch mehr als er es schon durch die Gewalt der Gegebenheiten an sich muß, zu einer Art „undisciplinierten" Denkens verführt, das nach der Ansicht eines geistvollen Psychiaters bereits die Grenze des normal Zulässigen überschreitet und direkt in die „autistische" Geistesverfassung des Schizophrenikers übergehen soll. Bleuler [24]), dessen für jeden Arzt lesenswertes Buch vielfach recht treffend die unlogische Denkart des Mediziners geißelt, gibt aber selbst zu, daß die Voraussetzung seiner Ausführungen nicht vollständig zutrifft. Denn das Verlangen, an die medizinischen Fragen und Probleme heranzugehen wie etwa an die der Technik oder gar der Mathematik, ist bei der Eigenart dieser Fragen und der ganzen Sachlage undurchführbar und gradezu widersinnig. Nicht nur daß die Unübersehbarkeit und Kompliziertheit der Aufgaben ein völlig „realistisches" Denken unmöglich macht, auch das augenblickliche, durch den Zustand des Kranken gegebene Bedürfnis des Arztes läßt es nicht zu, ihm immer in logisch einwandfreier Weise zu begegnen. So notwendig es daher auch ist, klare Fragen zu stellen und möglichst eindeutige Antworten zu formulieren, es bleibt immer eine große Anzahl übrig, wo dies schlechterdings unmöglich ist und man sich auf den „gesunden Menschenverstand" verlassen muß, der letzten Grundes mit dem zusammenfällt, was auf Rechnung der Intuition kommt. Charakteristischer Weise verfällt Bleuler selbst dort, wo er die Denkform des Mediziners geißelt, gradezu in dieselben Fehler, die er rügt. Er macht sich über die Leichtfertigkeit in der Beurteilung vieler hergebrachten Behandlungsweisen mit arzneilichen und physikalischen Mitteln lustig, denen er seine „Udenotherapie" gegenüberstellt, ohne sich darüber klar zu sein, daß die logischen Beweise, die er dafür beibringt, auf ebenso schwachen Füßen stehen und sich hauptsächlich auf Eindrücke gründen, die höchstens eine gewisse Wahrscheinlichkeit beanspruchen können. Also auch nichts weiter als einfach mit Intuitionen durchsetzter Empirismus. Grade ein Arzt, dessen Denken „diszipliniert“ ist, und der daher wohl zu unterscheiden weiß, welche Schlüsse sich aus allgemein physiologischen, pathologischen und experimentell-pharmakologischen Erkenntnissen für die Beurteilung eines Krankheitszustandes und seiner Behandlung ziehen lassen, wird im Bewußtsein ihrer engen Begrenztheit und von der Notwendigkeit zu handeln getrieben, auch der intuitiven Denkweise ein gehöriges Feld einräumen, das er andererseits wiederum immer durch die Rücksicht auf feststehende Erkenntnisse in bestimmten Grenzen halten wird. Wenn wir ehrlich sein wollen, so fällt selbst in der Beurteilung solcher Zustände, deren Natur umfassend erforscht ist, ein großer Teil eher der Intuition zu. Nehmen wir z. B. ein so durch und durch bearbeitetes Gebiet wie die Tuberkulose, so sehen wir seine Stütze in einem Empirismus, bei dem die Intuition ebenso viel zu reden hat wie die wissenschaftliche Forschung, die strenger Erkenntniskritik standhält. Wissenschaftlich erhärtet ist nur die Biologie des Bazillus, die verschiedene Form der lokalen Reaktion in den Geweben und das klinische Bild. Dagegen ist alles, was wir heute als Anlage, Konstitution und Kondition des Erkrankten bezeichnen, ebenso die Würdigung des vielseitigen Symptomenbildes (Röntgenbild, Spitzenperkussion usw.) und schließlich nicht zum wenigsten all das, was wir in einer differenzierten Behandlung, auch in der spezifischen, zur Kräftigung des Organismus, zur Stärkung seiner Abwehrkräfte anwenden, Ergebnis vorwiegend intuitiver Betrachtung. Es sind nur Versuche, durch Erfassung der Gesamtnatur des Kranken dem inneren Wesen der Krankheit auf die Spur zu kommen, aber keine wissenschaftliche Erkenntnisfrucht, realistisch gedacht aber nicht erkenntnistheoretisch begründet, in manchen Einzelheiten vielleicht, in seiner Gesamtheit gewiß nicht. In diesem ganzen Bestreben kommt vielmehr das zur Geltung, was man in andern Gebieten eine „Kennerschaft“ nennt, nämlich die Fähigkeit, in den individuellen Verhältnissen einzelner Kranken oder Gruppen von Kranken das Wesentliche allgemeiner Anschauungen herauszufinden, auch ohne wirklich objektive Maßstäbe zu besitzen.

Am deutlichsten tritt die notgedrungene erkenntniskritische Hilflosigkeit dez Arztes bei der Beantwortung der Fragen zu Tage, die sich um die Erfassung der Individualität des Kranken gruppieren; hier muß eben oft genug die Disziplin im Denken versagen. Daß hier gewissermaßen eine Naturnotwendigkeit vorliegt, könnte aus dem entnommen werden, was wir über die grundlegenden Unterschiede zwischen Instinkt und Intellekt gesagt haben. Denn die Normen der Individualitätsgestaltung, deren proteusartige Erscheinungsform uns rein qualitativ entgegentritt, sind uns in ihrem innersten Wesen anscheinend überhaupt nicht faßbar, weil ihre Quellen uns so gut wie verschlossen sind. Allerdings muß anerkannt werden, daß uns die

Forschung des letzten Jahrzehntes hier weiter zu bringen versucht hat, man denke nur an die Verfolgung des Mendelismus in der Vererbungs- und Konstitutionspathologie, an die Forschungen im Gebiet der endokrinen Drüsen und ähnliche höchst interessante Ergebnisse; unsere Kenntnisse sind hierdurch überraschend bereichert worden, aber unsere Erkenntnisse? Das einigende Band der einzelnen Konstituentien zur Person, das eben ihr Quale ausmacht, wird sich wohl kaum im Ganzen fassen lassen. Ein großzügiger Versuch hierzu, das Individuelle, die „Person" des Kranken selbst zum Gegenstand einer Erforschung zu machen, die im allgemeinen erkenntnistheoretischen Sinne wissenschaftlich genannt werden darf, ist von Fried. Kraus[25]) unternommen worden. In seinem nicht leicht verständlichen und nicht grade glücklich gegliederten Buch geht er von allen Seiten und auf den Wegen der verschiedensten Wissenschaften an das komplizierte Problem heran, die Person in ihrer geno- und phänotypischer Gebundenheit und in den funktionellen, psycho-physischen Konstituentien ihrer Organisation wiederzufinden. Wohl hat man den Eindruck, daß hier eine Menge von Bausteinen zusammengetragen werden, deren Zusammenfügung zu einem Gebäude sich einmal später unsern sonstigen klinischen Anschauungen anfügen wird, in dieser heutigen Gestalt kann uns eine solche „Syziologie" aber nur metaphysisch anmuten, was natürlich kein Vorwurf sein soll, denn von einer klaren Erkenntnis kann eben noch keine Rede sein. Wir werden auf diese Dinge noch einmal zurückkommen.

Auf diese Weise setzt sich die geistige diagnostische Arbeit zusammen, gleich dornenvoll wie reizvoll. Dornenvoll, weil der Intellekt, mit dem wir bewußt die Probleme zu durchdringen streben, auf den wir gern so stolz sind, und dessen Leistungen uns mit tiefster Befriedigung erfüllen, auf Schritt und Tritt sich in seine Grenzen gebannt sieht. Ueberall möchte er die Brücken mit den Forschungsresultaten schlagen, deren Wert und Wirklichkeit er erkannt hat, und auf dem halben Wege muß er sehen, daß die Brücke nicht fertig gebaut ist, ja überhaupt nie so ausgebaut werden kann, daß sich das andere Ufer der wahren Erkenntnis ohne Gefahr erreichen läßt. Reizvoll, weil ihm aus den Quellen der Intuition immer wieder neue Kräfte zufließen, die ihn auf jenes Ufer hinweisen, und die dadurch wieder dem Intellekt zugute kommen. Bildet er sich ein, damit die Kluft zu überfliegen, so kann ihm Ikarus' Schicksal nicht erspart bleiben, nutzt er sie aber aus, um sie dem Intellekt in irgend einer Weise dienstbar zu machen, so kommt er dem andern Ufer immer näher, vielleicht nahe genug, um es so zu übersehen, wie es für seine notwendige Arbeit beim Kranken ihm nützen kann. In dieser sich fast unausgesetzt wiederholenden Spannung zwischen Intuition und Intellekt vollzieht sich die eigenartige geistige Arbeit des Arztes bei der Diagnosenstellung.

Dieselben Komponenten: wirkliche Erkenntnisse, empirisch-deduktive Urteile, fiktive Begriffe und intuitiv vermitteltes Wissen um die Bedürfnisse des Kranken setzen in derselben uneinheitlichen Weise das geistige Substrat der therapeutischer Gedankenbildung zusammen. Noch deutlicher wie bei der Diagnose können wir hier verfolgen, wie die Entwicklung dahin ging, eine irrationale, instinktiv-intuitiv begründete Tätigkeit durch einen Empirismus zu festigen und gleichzeitig aus dem Dunkel des Irrationalen in die durchsichtigen und übersehbaren der Ratio zugänglichen Gebiete zu überführen. Der in unserer geistigen Beschaffenheit begründete tiefe Drang nach Rationalisierung mußte zu dieser Entwicklung führen. Aber ebenso liegt es in der Natur der Sache, daß dieser anfänglich gemeinsame empirisch-rationalistische Weg sich auch wieder teilen mußte, weil man mit dem Fortschritte geistiger Bildung und gedanklicher Formulierungskraft sich bald des grundsätzlichen Gegensatzes zwischen den beiden Richtungen bewußt wurde. So trennten sich bald und oft für immer die empirischen und methodischen medizinischen Schulen. Aber trotz aller Befehdung hat es wohl selten Aerzte gegeben, die sich auf den einen oder andern Standpunkt allein zu stellen vermochten, immer verflochten sich beide Gedankengänge mit einander. Selbst eine auf solch nüchterne Beobachtung und Empirie eingestellte Medizin wie die der Hippokratiker, die ja rein systematisch-rationalistisches Denken als dem Wesen der Heilkunde fremd ablehnte, ist unzweifelhaft in der Darstellung der Behandlung mit rationalen Begründungen reich durchflochten, selten wird eine Anwendung genannt, die nicht durch eine rationale Anschauung plausibel zu machen versucht wird. Und ob nun metaphysisches Denken oder naturwissenschaftlich vorgehende Forschung das Dunkel zu lichten schien, das über den biologischen und besonders den pathologischen Vorgängen ruhte, immer drängte sich der Trieb vor, auf diesem Grunde einen Rationalismus in der Therapie aufzubauen, an dessen Hand sich der Arzt sicher fühlen sollte. Selbst Virchow, dem der physiologische Rationalismus der „schwäbischen Reformatoren" und der Henle und Pfeuffer ebenso wider die Natur ging, wie der von einer andern Seite kommende aber auf demselben metaphysischen Boden erwachsene Nihilismus der neuen Wiener Schule, für deren Programme er nicht genug Worte der Kritik und des Spottes finden konnte, selbst er, der sich rühmte, nur von der Empirie auszugehen und an „Therapie zu glauben", bewegte sich hier, soweit seine Forschungsergebnisse sich ins praktische Handeln umsetzen sollten, auf rationalistischen Bahnen. Denn die von ihm ausgehende und propagierte örtliche Therapie war das rationalistische Ergebnis seiner lokalistisch eingestellten Cellularpathologie. So galt auch für ihn, den Todfeind des Rationalismus, der berühmte Satz Spinozas, „Ordo et consensus idearum idem est ac ordo et connexio rerum". Rationalismus ist eben das eingestandene oder uneingestandene Leitmotiv aller therapeutischen Bestrebungen. Zu jeder Zeit haben selbst diejenigen Aerzte, die sich für einen weitgehenden Empirismus einsetzten, weil sie von der Unmöglichkeit einer allgemeinen rationellen Therapie überzeugt waren und schließlich überhaupt jede Möglichkeit einer Anwendung biologischer Ergebnisse auf das ärztliche Handeln leugneten, im Grunde ihres Herzens doch eine heimliche rationalistische Stelle, die ihr empirisches Handeln vor ihrem Gewissen rechtfertigte. Knüpfen doch diese rationalistischen Forderungen erst die engen Beziehungen zwischen Diagnose und Behandlung und bilden den Ausgangspunkt der wissenschaftlichen Therapie.

Freilich ist auch heute noch dies Begehren nur in bescheidener Weise erfüllt, und es hat auch den Anschein, daß es immer wenigstens insofern so bleiben muß, als eine restlose Erfüllung dieser Forderung an der Eigenart der diagnostischen Voraussetzungen scheitern muß, die wir oben auseinandergesetzt haben. Es ist seltsam zu sehen, wie wenig sich sogar die führenden Mediziner aus dieser doch höchst unerquicklichen Sachlage gemacht haben. Man lese nur daraufhin die bekanntesten Lehrbücher der Pathologie und Therapie bis in unser Jahrhundert hinein! Schon räumlich kommt auf die Therapie vielleicht noch nicht der zehnte Teil des Buches. Und wie oberflächlich und fern von aller Logik sind die Zusammenhänge zwischen den medizinisch-wissenschaftlichen Ergebnissen und den herkömmlichen Behandlungsweisen dargestellt. Denn woraus setzt sich bei ihnen die Therapie zusammen? Aus den noch brauchbaren Resten früherer noch recht grob empirisch eingestellter Zeiten und den Verwirklichungen neuer Anregungen. Sie benutzt als Einteilungsprinzip die alten Indikationen in ihrer hergebrachten Bezeichnung, deren Forderungen noch gänzlich den Gedankengängen längst überwundener Anschauungen entsprechen; wie konnte man sonst eine „Indicatio morbi" einer Indicatio causalis oder symptomatica gegenüberstellen?

Seitdem ist allerdings für die Therapie unendlich viel neues Material erworben, der Rationalismus der Behandlung ist auf einen viel sichereren Boden verpflanzt worden. Anfänglich durch die Leistungen der experimentellen Pharmakologie, später durch die Vertiefung unserer Kenntnisse von den Vorgängen des Stoffwechsels, die die Grundlage einer großangelegten Ernährungstherapie bildeten und nicht zum wenigsten durch die experimentelle Therapie, die sich aus der Immunitätslehre entwickelte. Dadurch wurden die Zusammenhänge zwischen unseren wissenschaftlichen Erkenntnissen und den Behandlungsmöglichkeiten geklärt und in einem, wenn auch beschränkten, Gebiete doch gezeigt, daß bis zu einem gewissen Grade eine rationelle Therapie ausführbar sei. Sicherlich wurde dadurch eine methodischere Denkweise in das wichtigste Gebiet der ärztlichen Tätigkeit eingeführt, die sich dem gleichgearteten diagnostischen Denken an die Seite stellen konnte. Betrachtet man aber die therapeutische Einzelleistung genauer, so treten die erkenntnistheoretischen Lücken bald zu Tage. Sehr lehrreich ist hierfür die Programmrede Goldscheiders[26]) aus dem Jahr 1906 „über die Aufgaben einer naturgemäßen Therapie." Um überhaupt therapeutisch etwas leisten zu können, geht er von der Idee, besser gesagt der Fiktion einer „teleologischen Mechanik"[13]) aus, deren Wirksamkeit sich aus allen physiologischen und pathologischen Vorgängen ihm zu ergeben scheint. So wünschenswert es daher auch sei, mit möglichst wenigen Voraussetzungen an die Dinge heranzutreten, also einer „objektiven" Erkenntnis zu zustreben, müsse man sich doch begnügen, durch Gruppierung und Aufsuchung wiederkehrender Verknüpfungen und gesetzmäßiger Zusammenhänge Ordnung in sie zu bringen, mit anderen Worten ihre äußeren und inneren Bedingungen aufzusuchen, sie also empirisch-rationalistisch zu betrachten. Er zeigt an einer Menge von Beispielen, wie es gelingt, diesen von der Natur angebahnten, uns teleologisch anmutenden Reaktionsprozessen auf die krankmachende Ursache die Behandlung anzupassen, sie zu unterstützen, und wo sie versagt, zu ersetzen; in andern Fällen wieder sie einzuschränken, wo sie über das Ziel hinauszugehen scheint. In diesen Rahmen läßt sich nach seiner Meinung jede direkte und indirekte, jede spezifische und allgemeine exspektative, jede causale und symptomatische Therapie einspannen. — Ergänzend hierzu seien Bemerkungen erwähnt, die aus von Noordens Eröffnungsrede[27]) beim Antritt seines Wiener Lehramtes stammen. Er sieht in der Therapie „die künstlerische Komponente" der ärztlichen Tätigkeit. Im Gegensatz zu der Diagnose, die Gelehrsamkeit, Gewissenhaftigkeit und Pflichttreue erfordere, sei für sie „ein liebevolles Eingehen auf die Individualität des Kranken, ein gewisses künstlerisches Empfinden nötig, jeder Schematismus sei von Uebel, der Arzt müsse ein Menschenkenner sein." Prüft man die Aeusserungen dieser beiden hervorragenden Kliniker, so ist es unzweifelhaft, daß sie beide die Therapie fast ausschließlich auf den Boden der Intuition bannen und von einer Erkenntnis im eigentlichen Sinne des Wortes als der Basis des ärztlichen Handelns absehen. Von Noorden spricht es ja in nicht mißzuverstehender Weise aus, wiewohl er sicher der letzte wäre, der die Therapie nicht im Einklang mit einer erschöpfenden auf Erkenntnis erbauten Diagnose sehen wollte. Aber auch die Goldscheiderschen Ausführungen reden letzten Endes nur einer Art intuitiven Einfühlens in den natürlichen Reaktions- und Heilungsprozeß das Wort. Grade die Entscheidung der Frage, inwieweit die „Natur" im vorliegenden Falle noch „zweckmäßig" handelt, wieviel sie dem Arzt zu tun übrig läßt, wenn sie ihn auffordert, ihre Maßnahmen zu unterstützen oder abzuwehren, ist einer klaren Erkenntnis so wenig zugänglich, daß es eben nur dem ärztlichen Instinkt übrig bleibt, eine Wahl zu treffen. Selbst die Ergebnisse der doch gewiß auf dem Wege rein induktiver Erkenntnis gewonnenen Experimentaltherapie machen davon keine absolute Ausnahme, weil auch sie nie so unbedingt angewendet werden können, wie etwa ein physikalisches oder chemisches Resultat in der Technik; immer bleibt noch ein individueller Faktor übrig, der besondere Berücksichtigung verdient und ihre streng gesetzmäßige Anwendung beeinträchtigt. Vor allem aber bringt es die Zunahme unserer wissenschaftlichen Resultate, die durch die intensive Bearbeitung des Materials ins Ungemessene steigen, mit sich, daß die empirisch gewonnenen Urteile sehr häufig revidiert werden müssen. Wie kurz ist oft die Lebensdauer einer solchen Erfahrung. Man denke an den Wandel, den die Idee der „Therapia sterilisans magna" im Laufe kurzer Zeit durchgemacht hat, an den Uebergang von der Antisepsis zur Asepsis, an die Lehren der unspezifischen Therapie im Gegensatz zu der spezifischen und all die vielen modernen Heilmethoden die, kaum geprüft, auch schon gemieden werden.

Gegenüber dem schnellen Wechsel derartig wissenschaftlich begründeter empirisch-rationalistisch ausgebauter Anschauungen in der Therapie haben die auf weniger wissenschaftlichem Wege auf dem Boden intuitiver Eingebung erwachsenen Behandlungsmittel oft eine auffallend große Lebensdauer. Oft genug verworfen, werden sie später immer wieder der Vergessenheit entrissen. Auf den Aderlaß kommt man immer wieder von neuem zurück, nachdem ihn die wissenschaftliche Medizin längst bei Seite gelegt hatte. Der Gebrauch des Fingerhutes führt auf einen volksmedizinischen Instinkt zurück, — der intuitive Blick eines tüchtigen Arztes hat ihn dauernd der Therapie gewonnen. Dagegen sind die wissenschaftlich erworbenen therapeutischen Neuschöpfungen oft der Modeströmung herrschender Arbeitsweisen unterworfen und gehen oft so schnell, wie sie gekommen sind[28]).

Machen wir einen scharfen Trennungsschnitt zwischen rein intellektuell bestimmter, wissenschaftlich, empirisch oder experimentell erworbener, rationeller einerseits und intuitiv entstandener, wenn auch ihrerseits empirisch-rationalistisch verkleideter Therapie andererseits, so werden wir auf jener Seite allein wohl nur die mechanischen chirurgisch-operativen Maßnahmen finden, wiewohl auch sie oft die Prägung individueller Einstellung tragen. Die ganze interne Therapie ist aber durch eine Vermischung beider Prinzipien ausgezeichnet. Immer operiert sie bewußt mit beiden. Wir dürfen uns nicht verhehlen, daß Begriffe, mit denen wir täglich arbeiten, wie Kräftigung des Organismus, Rücksichtnahme auf die Konstitution, Schonungs- und Uebungstherapie und vor allem das Eingehen auf die Persönlichkeit des Kranken, also die Betätigungsbezirke, in denen der Arzt seine eigentliche Berufseignung zu zeigen vermag, geradezu Paradigmen für die Wirksamkeit intuitiver Erkenntnis, für das Verstehen, die Kennerschaft, das Wissen um den Gegenstand sind. Mit diesen intuitiven Beziehungen durchflicht der Arzt dauernd die Ergebnisse empirisch-experimentell gefundener rationalistisch verwerteter Forschungen — es ist genau so, wenn nicht noch viel ausgedehnter wie bei der Stellung der Diagnose, wo die Spannung zwischen den beiden Polen der verschiedenen Denkformen die Kontinuität der Gedankengänge erhält. An dieser Tatsache ändert die nachträgliche Rationalisierung des intuitiv Gefühlten, wie wir sie bei Goldscheider oben gefunden haben, nichts Wesentliches. Will man aber den Wert beider gegeneinander abwägen, so muß man ehrlich genug sein, anzuerkennen, daß die Praemisse der rein objektiv wissenschaftlich gegründeten Behandlungsweisen, also der Experimentaltherapie nicht sicher, ihre Erfolge nicht groß genug und das Maß ihres Umfangs zu gering ist, um die Leistungen der andern Seite in Schatten zu stellen oder überflüssig zu machen. Der Arzt kann, er mag wollen oder nicht, ihrer nicht entraten.

Ueberblicken wir daher noch einmal die geistigen Mittel der diagnostisch-therapeutischen Tätigkeit des Arztes, so könnten wir Folgendes unterscheiden.

I. Rein begriffliche Erkenntnis im Sinne einer vollkommenen Identifizierung beobachteter Vorgänge mit feststehenden, gewissermassen als Axiomen dienenden Tatsachen, wie sie empirisch denkbar sind, und wie sie die Mathematik und die exakten Naturwissenschaften kennen, gibt es in der Biologie in äußerst geringfügigem Maße, in der Diagnostik und Therapie so gut wie nicht! Die Naturgesetzlichkeit in der Biologie läßt sich nur durch eine empiristische, oft auch eine mehr historische Betrachtungsweise (Vererbungs- und Konstitutionslehre) erfassen, die aber heute noch keine allgemein verwertbare Beziehung zum diagnostischen und therapeutischen Denken besitzt.

II. Induktive Erkenntnis, die durch rein empirische oder experimentelle Vermittlung deduktive Urteile bildet und ihnen einen, wenn auch durch ihren hypothetischen Charakter begrenzten Wirklichkeitswert gibt, bilden einen großen Bestandteil diagnostischen Wissens und einen verhältnismäßig geringen der Therapie. Ihre Anwendung ist in beiden Gebieten durchsetzt mit rationalistischen Vorstellungen, die sie unwillkürlich beeinflussen und ihnen daher den unbedingten Wert des Naturgesetzlichen, des Nomothetischen nehmen. Trotzdem müssen sie die Grundlage des ärztlichen Gedankenbaus bilden, sie stellen gewissermaßen das Gerüst des biologischen Denkens dar und geben der Medizin das Anrecht, im Umfang dieser Betrachtungen als Wissenschaft zu gelten.

III. Intuitiv erzeugte Anschauung der kranken Persönlichkeit und des Gesamtbildes der Einzelheiten ihres Zustandes, ursprünglich hervorgegangen aus einem irrationalen, instinktiven Verhältnis zwischen Arzt und Kranken, aber im Laufe der Entwicklung der

Heilkunde immer von Neuem gesättigt und geläutert durch neue Erfahrungen und Ueberlegungen und dadurch zur Anregung neuer induktiver Erkenntnis besonders geeignet, vor allem ausgezeichnet durch die Fähigkeit einer richtigen Wertung der Erscheinungen, die aus denselben Quellen schöpft, ergänzen beständig die unter II genannte Denkform und bilden mit ihr zusammen eine spezifische, für den Arzt und den Kranken notwendige und wesentliche Betrachtungsweise, die in ihrer Gesamtheit als „Kunst" bezeichnet werden muß.

IV. Reine Intuition, die zwar die unter II und III genannten Vorstellungen unbewußt mitbenutzt, kann unter Umständen bei besonders Begabten, Begnadeten eintreten. Sie arbeitet vielleicht im Sinne jener instinktiven „Sympathie". Sie kann wohl gelegentlich bei ganz großen Aerzten[29]) zum Ausdruck kommen und im Betrachten und Handeln beeinflussend mitwirken, vor allem ist sie aber die Domäne erfolgreicher Laienaerzte und Kurpfuscher, bei denen sie natürlich, da hier die Bindung der verstandesmäßigen, wissenschaftlichen Vorstellungen und ihre Korrektur fehlt, ein gefährliches Werkzeug wird.

Daß die Medizin jemals die unter I genannte Betrachtungsweise allgemein einführen und die Forderungen einer reinen Erkenntniswissenschaft erfüllen kann, wird wohl niemand annehmen, ebenso wenig wie die unter IV genannte reine Intuition als die Form ansehen, unter der sie jemals eine gedeihliche Form der Entwicklung nehmen könnte, wenn auch die sogenannte Naturheilmethode, trotz aller Verbrämung mit pseudowissenschaftlichen Ergebnissen dahin strebt. Eine andere Frage ist dagegen, ob wir unsre Forschungs- und Beobachtungsergebnisse jemals so auszugestalten vermögen werden, daß die Medizin sich immer mehr zu einer rein induktiven exakten Wissenschaft ausbilden und die Beihilfe der Intuition wird entbehren können. Diese Anschauung, die in der zweiten Hälfte des vergangenen Jahrhunderts maßgebend war, beherrscht noch heut die überwiegend große Anzahl der Aerzte und des großen sogenannten gebildeten Publikums, das sowohl über das Wesen der Wissenschaft und besonders der Medizin sehr unklare Vorstellungen hat. Es wäre falsch, sich über diese Tatsache zu täuschen. Einen interessanten Beleg hierfür bildet ein in letzter Zeit vielgelesenes Buch, die Lebenserinnerungen von Schleich[30]). In dem originellen Kapitel über Paul Ehrlich regt ihn die Schilderung der Prinzipien der Chemotherapie zu einem Ausblick auf die spätere Entwicklung der Medizin an. Und da sieht er denn die Arbeit des Laboratoriums und der Fabrik bei der allmählich fortschreitenden Generalisierung und Universalisierung der Medizin den „Wust der persönlichen Diagnostik" über den Haufen werfen, wenn fern vom Patienten Reagenzglas und Mikroskop die Diagnosen stellen werden, dem Arzte selbst aber nur das stille Kämmerlein vorbehalten, wo Beichte, Trost und seelische Mittlerschaft ihre Wohltaten spenden. Diese Gegenüberstellung, die der Wissenschaft allein den Fortschritt, dem Arzte nur eine ethische Tätigkeit überläßt, muß bei Schleich um so mehr befremden, als seine anerkennenswerten Leistungen doch fast ausnahmslos geniale Intuitionen waren, so sehr er sich auch bemühte, sie als das Resultat empirisch angeregter Deduktionen hinzustellen. Es ist größtenteils das Ergebnis einer unkritischen mechanistischen Einstellung, die von der Voraussetzung ausgeht, daß nur auf dem Wege induktiver, strenger Erkenntnis die Heilkunde in den Besitz von Realitäten gelangen kann. Demgegenüber muß immer wieder hervorgehoben werden, daß es nicht nur die Lücken unserer wissenschaftlichen Erkenntnisse, nicht nur die Unvollkommenheiten unserer Ermittlungsmethoden am Kranken sind, die in der Praxis gebieterisch nach einer Ergänzung verlangen; vielmehr ist der Gegenstand unserer Betrachtungen und unserer Ermittlungen selbst so geartet, daß die mechanistisch-quantitative, nach mathematischer Klarheit ringende Denkform ihm gegenüber immer unvollkommen bleiben muß. Grade in der Medizin bewahrheitet sich die tiefsinnige Bemerkung Bergsons[31]), wie er ja selbst andeutet, am ersten, daß die Werkzeuge des Intellekts den rein qualitativ erfaßbaren Lebensvorgängen gegenüber mit ihrer nach Kausalität strebenden Aufspaltungsarbeit schließlich trotz aller Anstrengungen scheitern müssen. Sie bringen es immer nur zu einer Fiktion, zu einem Gleichnis. Die wissenschaftliche Erklärung ist der Notbehelf, mit dem wir die im letzten Grunde unfaßlichen Lebensvorgänge am gesunden und kranken Organismus zu erfassen und zu symbolisieren suchen, die zu ahnen der Intuition gegeben ist. Der rein wissenschaftliche Betrachter und Denker vertraut im tiefsten Herzen immer auf den „großen mathematischen Rechenmeister“, der hinter allem Geschehen steht. Jede noch so geringe Möglichkeit, dafür eine Deutung in diesem Sinne zu finden, ist für ihn befreiend und sympathischer als das Eingeständnis, daß seine Kraft hierfür nicht ausreicht, daß die chemisch-physikalischen Entdeckungen die erlösende Wirkung der Klärung und Vereinfachung aus dem Wuste unseres Wissens hier ganz im Gegensatze zu ihrer Rolle bei der unorganischen Natur nicht besitzen und auch nicht besitzen können.

Nicht nur, um uns unser ärztliches Wirken leichter zu machen und in den Grenzen einer schöpferischen Möglichkeit zu halten, sondern gerade aus wissenschaftlicher Ueberzeugung und Ehrlichkeit, die die Grenzen des auf dem objektiven Erkenntniswege Erfaßbaren übersieht und sie nicht zu übertreten wagt, müssen wir uns klar machen, daß es uns bei der Natur unseres Gegenstandes nicht gelingen kann, jemals im Einzelfalle eine alle Ansprüche befriedigende, erschöpfende Diagnose zu stellen und eine rationale Therapie aus ihr abzuleiten. Eine vollkommene Diagnose, die bis ins Kleinste alle Bewegungen ermittelt, die dem krankhaften Zustand einer Person zu Grunde liegen, die die ganze Breite und Tiefe seiner Reaktibilität auf das krankmachende Moment zu umfassen vermag, kann es nicht geben; selbst dann nicht, wenn es nach dem Vorgang von Kraus möglich sein sollte, alles, was rein der Persönlichkeit zugehört, im Gegensatz zu dem isolierten Phänomen der gestörten Form und Funktion, den Einzelerscheinungen krankhaft veränderter Organe oder Organsysteme zu ermitteln. Denn was er in den Kreis seiner Bestimmungen zieht, sind auch immer nur allgemeine Organisationsprinzipien: die Einwirkung des Genotypus auf die Konstitution, des Mendelismus, der Vererbung, der Organ- und Artspezifität; die energetischen Grundlagen des Stoffwechsels, das Zusammenwirken gewisser Systeme wie des Zentralnervensystems, der endokrinen Drüsen, der Bewußtseinsorganisation usw. Mit Recht hebt Weizsäcker[32]) in der Besprechung des Buches von Kraus hervor, daß es sich hier um die Synthese des Personenbegriffs und nicht der Einzelperson handelt. Diese ist aber eine selbständige Realität und ist es überhaupt erst, die uns vor das diagnostisch-therapeutische Problem stellt. Ihre Synthese — und darin mündet eben jede durch das Krankenbett gestellte Aufgabe aus — appeliert nicht an die wissenschaftliche, sondern an die ärztliche Tätigkeit und stellt Aufgaben, die nomothetisch eben nicht gelöst werden können. Und daraus ergibt sich auch, daß die Durchführung einer unbedingt wissenschaftlich-rationalen Therapie nicht möglich sein kann, weil es schon von vornherein versagt ist, den Komplex aller Fragen zu durchschauen, die in der Beschaffenheit der realen Einzelperson liegen.

Von ähnlichen Gedanken gehen auch die nachdenklichen Ausführungen aus, mit denen Krehl[33]) neuerdings sein großes Werk der Pathologischen Physiologie geschlossen hat. Allerdings hält er im Gegensatz zu unseren Anschauungen die Möglichkeit, diese Grenzen beträchtlich und vielleicht grundsätzlich zu erweitern, der späteren Forschung offen. Von besonderem Interesse ist es, die Auseinandersetzungen von Kraus selbst über den sich aus dieser Sachlage ergebenden Dualismus zwischen medizinischer Wissenschaft und ärztlicher Kunst zu vernehmen, den er besonders nachdrücklich und klar vor Augen führt, um aus ihm die für den Arzt notwendige Synthese abzuleiten. Auch er geht von der Erkenntnis der Unmöglichkeit aus, durch rein biologische Deduktionen die Probleme der Krankheitsbestimmung restlos zu erfassen und zu lösen, denn weder der Nachweis der anatomischen Veränderungen, noch die Zurückführung der Symptome auf physiologische Grundvorgänge, noch schließlich die Kenntnis der innern und äußern ursächlichen Bedingungen genügen zur Aufstellung eines Krankheitssystems, aus dem sich im Einzelfalle die Erscheinungen einfach absolut und individuell bewerten lassen. Viel mehr verspräche der im Laufe der geschichtlichen Entwicklung mühsam gewonnene „eklektisch-kombinierte Weg der speziellen ärztlichen Empirie", der bei aller Anlehnung an wissenschaftliche Analogien der Symptome doch letzten Endes ein künstlerischer ist. Die Notwendigkeit, Körper, Geist und Umwelt gleichzeitig zu verstehen, den ganzen Gegenstand unserer Wahrnehmung nach Form und Stoff erschöpfend zu umfassen, verlange eine mehr „ästhetische" Anschauung. Diese unendlichen lebendigen Beziehungen müssen im Knoten aller Bedingungen, in die er verschlungen ist, angeschaut werden, wodurch der logische Inhalt frei von begrifflicher Beschränkung, lebendiger und flüssiger gehalten wird; eben grade, wie wir ihn brauchen. Dieses Gebundensein an die individuelle Betrachtung im Gegensatz zu der naturwissenschaftlich-nomothetischen, die das Individuelle zu überwinden strebt, nähert sich der historischen (nach Rickert „idiographischen"). Darum spielt die Einfühlung, die Intuition, hierbei die größte Rolle. Nicht nur durch Assoziationen und Gedanken, die durch unsere analytischen Kenntnisse der Vorgänge gewonnen werden, sondern durch packende Aehnlichkeiten mit andern uns naheliegenden Objekten, vor allem aber mit dem, was sie menschlichen Stimmungen und Bewegungen gleichmacht und diesen einen neuen Sinn gibt. Exakt wissenschaftliches Denken ist selbstverständlich; auch in der qualitativen Mannigfaltigkeit der individuellen Geschehnisse darf das vorhandene Gemeinsame nicht übersehen werden. Nie könne daher die Intuition allein ausreichen, der Intellekt müsse zuerst die Aufgabe gestellt haben. Aber aus der Uebertragung in die festen Begriffe muß die Betrachtung immer wieder in den Strom der konkreten Sinneswahrnehmung zurückfluten, um das innerlich Einheitliche im Vielfältigen zum Emporsteigen zu bringen. Dabei beschränkt sich der intuitive Schatz durchaus nicht auf die sinnliche Wahrnehmung des Momentes allein, er kann auch aus der Erinnerung stammen, aus der Phantasie und der Geistesarbeit der wissenschaftlichen Forschung und im künstlerischen Schaffen entstehen. Ebenso beruht die medizinische Technik, die der Forschung oft genug vorauseilt[34]), größtenteils auf intuitiver Einstellung. Den vereinigenden Standpunkt in diesem Dilemma zwischen Wissenschaft und Kunst sieht Kraus in dem Wiederaufleben eines Baconschen Pragmatismus, dem die moderne Klinik huldige. Sie füllt die Kluft zwischen Erkennen und Praxis aus. Die Rolle des Laboratoriums, das mit den gewaltigsten Fortschritt der modernen Medizin für Wissenschaft und Praxis bedeute, ist dabei sehr groß; doch darf sie nie dazu verleiten, durch bestechende Ergebnisse die Entwicklung klinischer Gedankengänge zu komplizieren. Bloße, durch Detailforschung erreichte Gelehrsamkeit kann nie das Ziel sein; die Entdeckung neuer exakt wissenschaftlicher Prinzipien sollen nur neben den andern dazu dienen, es zu erreichen; alle durch

Experiment, Beobachtung und Introspektion ermittelten Tatsachen, Regeln und Gesetzmäßigkeiten sollen uns schließlich gemeinsam in Stand setzen, unsere ärztlichen Erfolge sicher vorauszusagen. So vereinigen sich hier „empiristische, voluntaristische und utilitaristische Tendenzen auf dem Boden einer biologischen Logik". Die lebenskräftige Quelle dieser rationellen Vermittlungsarbeit zwischen den beiden getrennt arbeitenden, aber auf einander angewiesenen Richtungen der Wissenschaft und Kunst bildet der Hippokratismus, in dessen Spuren bereits die großen Kliniker der vergangenen Jahrhunderte gegangen sind, von Sydenham an bis in die neueste Zeit; denn auch die umwälzenden Anschauungen des XIX. Jahrhunderts, alle seine wechselnden Ideen drehen sich immer um dieselben Fragen, um die Krankheitsursache, die Reaktibilität des Körpers und die funktionelle Anpassung des Organismus, der Physis, auf sie. Auch die ästhetische Seite des Hippokratismus, die in der Krankheit die Störung der Lebensharmonie sieht und darauf die wissenschaftlichen und künstlerischen Aufgaben an den Arzt aufbaut, knüpft an diese Anschauung an. Daher soll nicht nur die ethische Beziehung des Helfers zum Kranken, sondern die Freude an der ärztlisch klinischen Tätigkeit im Mittelpunkt der ärztlichen Erziehung stehen.

Mit dieser in einen „Neuhippokratismus" mündende Formulierung der Grundelemente der ärztlichen Tätigkeit gibt Kraus nicht eine neue Doktrin oder ein System der Medizin, sondern nur die Richtung an, die sie zu nehmen hat. Mit Recht strebt sie dahin, sich nicht ausschließlich auf das eine der beiden Gebiete festzulegen. Eine Einseitigkeit, ein ausschließliches Beharren auf der einen oder andern Seite, wie sie tatsächlich von keinem Arzte geübt wird, würde zu gleicher Unfruchtbarkeit führen; der rein künstlerisch arbeitente Arzt müßte zum Phantasten werden, der rein wissenschaftlich-analytisch verfahrende würde durch die begriffliche Beschränktheit seiner Vorstellungen sich fortgesetzt auf den Sand gesetzt sehen. Die Spannung zwischen einer intellektuellen und intuitiven Arbeit bildet allein die Möglichkeit der Kontinuität der diagnostischen Denkarbeit, die gewissermaßen immer gleichzeitig auf zwei Bahnen läuft. Die Aufgabe des Arztes ist daher, sie in dem steten Wechsel zu erhalten, die Intuition in den Dienst des Intellektes zu stellen und den Intellekt in Verbindung mit der Intuition zu halten.

Noch mehr als in der inneren Medizin besteht in der Psychiatrie für den Arzt die Notwendigkeit, sich über die methodologischen Grundlagen klar und bewußt zu werden, inwieweit seine Erkenntnis an objektiv erfahrungswissenschaftliche Merkmale gebunden sein kann und welche Bedeutung andererseits dem intuitiven Verständnis zukommt.

Die Hoffnungen, daß die Hirnpathologie, die Anatomie und

Symptomatologie der organischen Psychosen die Bausteine zu einer Konstruktion des gesunden und kranken Seelenlebens liefern werde, sind heute ebenso begraben, wie die auf die Aufklärungen der Assoziationspsychologie. Die erneute Einsicht in die Denkpsychologie knüpft vielmehr an die Selbstbeobachtung und die Psychologie des täglichen Lebens, die der Dichter, Geschichtsschreiber, Politiker, Seelsorger und Aerzte an, wenn sie auch wissenschaftlich geformt und ausgebaut ist. Bumke[35]), der letzthin die Beziehungen zwischen Psychologie und Psychiatrie bespricht, weist mit Recht darauf hin, daß die früher nicht auf die Psyche und den lebendigen Menschen, sondern allein auf die Gehirnanatomie gerichtete, mechanisch-atomisierende Einstellung direkt hinderlich für den Fortschritt der Psychiatrie war. Der ungeheure Erfolg der Freudschen Lehren wäre nicht erklärlich, wenn nicht die offizielle Wissenschaft dem, der etwas über die Seele zu erfahren wünschte, Steine statt Brot gereicht hätte, während jene trotz ihrer spitzfindigen Dialektik, trotz der Skrupellosigkeit ihrer Hypothesenbildung und der abstoßenden Einseitigkeit ihrer Betonung des Sexuellen dadurch für sich warben, daß sie eben die Seele als Ganzes intuitiv zu erfassen suchten. — Auch der neueste Weg, der die Psychiatrie in objektiv-erkenntniswissenschaftliche Bahnen führen soll, der „psychologische Versuch" ist noch durchaus problematisch und keineswegs einwandfrei. In äußerst prägnanter Formulierung wird von M. Isserlin[36]) in der Einleitung des jüngst herausgekommenen Handbuchs von O. Lipmann zum Ausdruck gebracht, in welcher Weise und mit welchem Erfolg heute diese wissenschaftliche Psychologie danach ringt, die Intuition aus der herrschenden Stellung zu verdrängen, die sie der Lage der Sache nach in der Psychopathologie einnehmen muß, da es sich bei dieser weit mehr als in jedem andern Gebiet der Medizin darum handelt, die Abarten der krank gewordenen Persönlichkeit zu erfassen. Im Gegensatz zu jener rein klinischen Psychiatrie, die organischen Krankheitseinheiten wissenschaftlich zu erforschen und zu bestimmen abzielt, und die daher im Wesentlichen mit der Neurologie zusammenfällt, hat die Psychopathologie die Aufgabe, Persönlichkeiten und ihre typischen Unterschiede auf sich wirken zu lassen, was zunächst nur durch ein Erfassen von Ganzheiten vermittels einfühlenden Verstehens möglich erscheint. Als Kennzeichen dieses Verstehens gilt (nach Jaspers, Psychopathologie) die „Evidenz", mit der Seelisches aus Seelischem hervorgeht, die das Ganze der genetischen verständlichen Vorgänge enthüllt. Ihr vornehmstes Mittel ist das Erschauen und Erfassen des Ausdruckgeschehens in seinen verschiedenen Formen (Mimik, Pantomimik, Sprache, Handschrift). Es ist aber auch andrerseits klar, daß alle einfühlenden Kennzeichnungen auffallender Zustandsbilder, die sich der Arzt allmählich verschafft, doch trotz manchmal zwingender Prägnanz in vielfacher Hinsicht zu unbestimmt bleiben müssen, um nicht nach sichernder Ergänzung zu verlangen und so haben die Einfühlungspsychologen selbst nach objektiven [38]) Maßstäben hierfür gesucht. Es ist hier nicht der Ort darauf einzugehen, inwieweit diese von ihnen selbst als objektiv hingestellte Psychologie den Forderungen der objektiven Gesetzlichkeit entspricht. Diese soll vielmehr der „psychologische Versuch" erfüllen, der die Analyse der ‚inneren Wahrnehmung zu der der Ausdrucksgeschehnisse in Beziehung setzt, der auf methodische Weise den psychologisch veränderten Zustand des Kranken, sein geistiges Inventar und seine Intelligenz von den verschiedensten Punkten der Betrachtung aus prüft und schließlich auch nicht vor den Aeußerungen des Gefühls und Willens Halt macht. So stellt er bereits heute wertvolle Unterlagen für die Beurteilung des Zustandbildes und die Abgrenzung der klinischen Einheit zusammen. Aber auch Isserlin muß zugeben, daß sich bei dieser Art des Vorgehens komplex intuitiv Erschautes mit objektiv Feststellbarem unlöslich mischt. Daß bei dieser noch verhältnismäßig so jungen Methodik das Feld des Erreichten und Brauchbaren noch eng umgrenzt ist und nur bei großer Vorsicht der Anwendung größere Leistungen verspricht, ist selbstverständlich, ebenso wie das Bestreben, diese Basis zu verbreitern und zu vertiefen. Aber von einem vollkommenen Ersatz der intuitiven Diagnostik durch die objektive psychologische Methodik kann doch noch nicht die Rede sein, abgesehen davon, daß die Verwertung des objektiven Untersuchungsversuches, die dahin strebt, ein „Bild" von dem Kranken zu entwerfen und in dem Untersucher festzuankern, vornehmlich der intuitiven Fähigkeit zur plastischen Formung des subjektiv und objektiv Erfaßten überlassen bleiben muß.

In der Therapie liegt nun der Schwerpunkt ja anerkanntermaßen auf der intuitiven Seite. Es gibt tatsächlich, wie schon ausgeführt, kein Gebiet in ihrem ganzen Bereich, zu dem sie nicht den Anstoß gegeben hat, und das nicht erst nachträglich durch wissenschaftliche Untersuchungen verifiziert worden ist. Ja, man kann hier sogar sagen, daß jede rational erdachte Behandlung erst durch den Umweg über die Intuition ihre richtige Anwendung fand und dann aufs neue gewonnen und dem ärztlichen Zwecke dienstbar gemacht worden ist. Erst die Intuition „sensibilisierte" gewissermaßen den ärztlichen Verstand und erleichterte ihm den Weg zur Auffindung einer Behandlungsform, die den rationalen Wünschen entspricht. Natürlich schöpft sie nicht nur aus ihren eigenen Quellen, sondern auch aus dem ganzen Schatz der Erfahrungsergebnisse empirischer oder experimenteller Natur. Dies gilt, wie bereits oben angedeutet, selbst von der Chirurgie und ihrer Technik sowie von jeder ärztlichen Technik überhaupt. Und ebenso sind fast alle Arten interner Therapie auch der exaktesten Formen entstanden. Geschieht dies schon bei der Konzeption der allgemeinen Behandlungsprinzipien, um wieviel mehr erst bei der Behandlung des Einzelmenschen. Daß hier die künstlerische Komponente, von der v. Noorden spricht, überhaupt der Weg ist, der zur Tat weist, ist selbstverständlich. Es ist daher unangebracht, wie es Bleuler tut, deswegen dem Arzt „undiszipliniertes und autistisches Denken“ vorzuwerfen. Wollte er sich auf rein logisch formuliertes, auf experimentell pathologischem Boden erwachsenes Denken allein verlassen und auf die intuitive Verarbeitung seines Erfahrungsschatzes grundsätzlich verzichten oder gar an seine Stelle lediglich statistisch errechnete Wahrscheinlichkeiten treten lassen, so stände er den meisten Aufgaben der Praxis hilflos gegenüber und der alte Satz, daß der wissenschaftliche Arzt nichts könne, gegen den schon Virchow, wie oben erwähnt, polemisierte, bestünde zu Recht.

Der Hauptdenkfehler derjenigen, denen es wider die Natur geht, den wissenschaftlichen Betrieb der Medizin durch die Verbindung mit einer letzten Endes so „unwissenschaftlichen“ Betätigung bloßzustellen, beruht darin, daß für sie alles, was nicht begrifflich erreichbar ist und sich auf die Intuition verläßt, den Charakter des Nebelhaften, Unwirklichen und Mystischen besitzt, weil sie es nicht „begreifen“ können. Aber das intuitiv Erfaßte hat durchaus dieselbe Realität wie das auf dem Erkenntniswege vermittelte, ja, wie wir oben gesehen haben, eine noch größere. Sie mögen sich daran erinnern, daß „neun Zehntel alles menschlichen Handelns aus uns dunklen Gefühlen, Meinungen und Glauben“ geschieht und nicht aus der Helle des Intellekts, daß der Weg der induktiven Erkenntnis mit einer hypothetischen Brücke aufhört, jenseits derer erst die Wirklichkeit liegt, vor allem aber daran, daß die Quellen der Intuition nicht dunkler sind, als die des Verstandes. Und ob nun der auf Grund eines letzten Endes falschen empirischen Urteils zu Stande gekommene wissenschaftliche Irrtum ehrenvoller ist als eine auf Irrwege geratene Intuition, oder ob ein wissenschaftlich begründeter Erfolg dem vorzuziehen ist, der sein Zustandekommen einer Intuition verdankt, ist eine Frage des Geschmacks oder des Gewissens, die den realen Wert des Ergebnisses nicht berühren kann.

Von Bedeutung ist ferner, daß die ärztliche Begabung, ohne die ein Fortschritt der Heilkunde in der geschichtlichen Entwicklung nicht denkbar ist, einzig und allein auf Seite der Intuition liegt, und daß sie es ist, die das biologische Denken erst produktiv zu gestalten vermag, von dessen Besitz allein weder der Arzt noch der Kranke leben kann. Erinnern wir uns an das anfangs Gesagte, daß sie aus dunklen irrationalen Quellen stammt und den meisten Menschen angeboren ist. Wenn sie auch bei besonders Berufenen ganz außergewöhnlich in Aktion zu treten vermag, so ist es doch Sache der ärztlichen Erziehung, an sie anzuknüpfen und sie einer besonderen Entwicklung zugänglich zu machen. Kann eine Kunst als solche auch nicht gelehrt werden, so gibt es doch in jeder Unterrichtsweisen genug, um sie zum Gedeihen zu bringen. Jedenfalls darf aber dem Jünger der Heilkunde nicht vorenthalten werden, daß er kein Unrecht tut, wenn er sich in seiner Tätigkeit auch an jene Quellen der geistigen Aktivität hält. Er wird zudem vom Anfang seines Studiums und noch mehr vom Beginn seiner praktischen Tätigkeit an fortwährend auf diese Frage gestoßen. Und empfände er nicht selbst, daß es sich hierbei durchaus nicht nur um ein rein „akademisches" Problem handelt, so müßte ihn doch der Umstand nachdenklich machen, daß es heute von unseren Klinikern lebhaft erörtert wird. Es ist kein Zeichen des Niedergangs einer Kulturbetätigung, wenn ihre ersten Vertreter sich darauf besinnen, wo ihre eigentlichen Wurzeln liegen.

Aber die ganze Erörterung hat auch noch eine äußerst aktuelle, auf einer andern Seite liegende Bedeutung. Es ist kein Zufall, daß grade die mit der wirtschaftlichen Seite ihres Berufs sich beschäftigenden Aerzte ihr einen großen Anteil zuwenden. In dem Publikationsorgan, das den ärztlichen Standes- und Berufsinteressen dient, in den „ärztlichen Mitteilungen" ist in den letzten Monaten sehr viel davon die Rede gewesen. Das hat einen sehr tiefen Grund. Die soziale Umwälzung, vor der wir Aerzte heute stehen, rüttelt an den Grundlagen unserer äußern und innern Existenz. Da ist die Frage sehr berechtigt, ob wir nur reine Techniker sind, die die Ergebnisse einer Wissenschaft im Einzelfall nach bestimmten typisierten Normen und Vorschriften gewissermaßen satzungsgemäß anwenden, oder wirkliche Geistesarbeiter, die mit eigenem Kopfe und Herzen und individueller Einstellung die Arbeit am Kranken zu vollziehen haben. Es unterliegt keinem Zweifel und ist auch von einer Anzahl einsichtiger Aerzte in jenen Auseinandersetzungen richtig betont worden, daß im ersteren Falle unsere Arbeit minderwertiger wäre. Daß diese Erkenntnis jetzt bei vielen Aerzten durchdringt, gereicht mir zur besonderen Befriedigung, denn ich habe bereits vor acht Jahren [39]) darauf hingewiesen, daß die völlige Gleichsetzung der Medizin mit einer Wissenschaft, deren Normen für jeden leicht faßlich und ohne weiteres zu erlernen sind, das Grundübel, das πρῶτον ψεῦδος sei, aus dem sich letzten Endes das ganze Elend der Krankenkassenpolitik entwickelt habe. Die Ueberzeugung, daß die Aerzte nur Funktionäre einer allen zugänglichen Wissenschaft, gewissermaßen eines mechanisierten wissenschaftlichen Betriebs seien, bei dem sich jede individuelle Vertiefung erübrigt, hat bei der ganzen Ausgestaltung des sozial so notwendigen Versicherungswerkes sie von vornherein auf eine so niedrige Stufe herabgedrückt. Der Arzt verlor damit völlig den Nimbus der freien Persönlichkeit. Der Widerstand gegen die freie Arztwahl, die doch den individuellen Charakter des Arztes symbolisiert, war größtenteils das Ergebnis der Glorifizierung, die die medizinische Wissenschaft überall und nicht zuletzt von den Aerzten selbst erfuhr. Die mit dem wahren ärztlichen Wesen nicht vertrauten Gesetzgeber und noch mehr die im Besitz der Macht befindlichen Versicherten und ihre Führer, denen von ihrer eigenen Arbeitstätigkeit ein solcher Begriff des Arztes der geläufige sein mußte, sahen in ihm nur den wissenschaftlich vorgebildeten Techniker und stellten seine Würdigung danach ein. Dieselbe falsche Anschauung liegt den meisten der Pläne zu Grunde, die das ganze „Heilgewerbe" (übrigens eine Bezeichnung, die über die ungeistige Entwicklung einer hoffentlich vergangenen Zeit „Bände spricht") sozialisieren wollen. Wie sollte es möglich sein, selbst wenn es gelänge, mancherlei Arbeitsmittel, die in die Heilkunde gehören, planmäßig allen zugänglich zu machen, eine auf das Individuelle allein eingestellte Tätigkeit schematisch zu sozialisieren? Niemals kann sie eine Produktionsgemeinschaft werden wie ein technischer Betrieb, wenn sie nicht ihre ganze Eigenart verleugnen wollte.

Man sieht, die Aufrollung des Problems der ärztlichen Kunst zeigt, daß schon vieles hier nicht mehr problematisch ist. Bezeichnend bleibt, daß grade eine an Erkenntniskritik so arme Zeit, wie die Epoche des orthodoxen Mechanismus im vorigen Jahrhundert in der ärztlichen Kunst überhaupt ein Problem sah, an das man lieber nicht rühren wollte, um nicht in die schlechte Gesellschaft von Phantasten, Dichtern und Mystikern zu geraten. Aber schließlich sind wir doch alle Menschen. Und da die „Kunst" der Heilkunde seit ihrem Beginn bedeutsame Wege gewiesen hat, so müssen wir mit diesem Pfund, das uns von dem Schatze der Instinkte aus grauer Urzeit geblieben ist, auch wieder wuchern. Und das müßte eben auch, wie gesagt, bei der ärztlichen Erziehung berücksichtigt werden und zwar nicht nur in der Weise, daß der praktischen Ausbildung, die sich auf Anschauen und Verstehen aufbaut, für die sich die Unterrichtsreform besonders heute einsetzt, ein viel größerer Umfang eingeräumt werde. Eine solche müßte ins rein Mechanisch-technische ausmünden und ihren tiefsten Zweck verfehlen, wenn der werdende Arzt nicht auch auf die Wurzeln seiner Tätigkeit hingewiesen, wenn er nicht erkenntnistheoretisch genügend vorgebildet wird, um sich der Grenze zwischen den wissenschaftlichen Erkenntnismöglichkeiten und praktischem Kennen und Verstehen bewußt zu werden und in diesem Bewußtsein die unendlichen Beziehungen zwischen beiden pflegen zu lernen, die allein die Voraussetzung für sein Wirken bilden.

Wenn ich somit die Grenzen der ärztlichen Kunst vielleicht weiter als mancher andere gesteckt zu haben scheine, so glaube ich wohl nicht hinzufügen zu müssen, daß damit keine Entwertung der wissenschaftlichen Leistung in der Medizin ausgesprochen sein soll. Eine solche Annahme wäre freilich heute begreiflicher als je, wo wir das ganze geistige Leben von einer Strömung getragen sehen, die einem ausgesprochenen Gegensatz zu der Wissenschaft den Ausdruck gibt. Vor allem bei der geistig erweckten Jugend macht sich ja eine Einstellung gegen die „Intellektualität" geltend, die zum Teil schon die Form einer offenen Feindschaft im Gegensatz zu der Vergötterung der vergangenen Zeit angenommen hat. Nicht objektive Wissenschaftlichkeit ist ja mehr ihr Ziel, sie will „Gewißheit des Gefühls, von Schönheit umflossene Schauung, Nahrung und Bestätigung für ihre aufbauenden Instinkte." Wissenschaft, sie mag noch so hoch stehen, ist ihr eine Einseitigkeit, ein künstliches Ausschalten der lebensdurstigen und lebensschaffenden Kräfte [40]). Es ist nicht die Förderung der reinen Nützlichkeit oder eines Pragmatismus im Sinne Bacons, auf die dieser Trieb zurückgeht, es ist der Ruf des Lebens selbst, es ist die Sehnsucht, dem Leben Wärme, Aktivität, kurzum wahren Wert zu geben. Man glaube nicht, daß auch die Medizin gegen eine solche Stimmung gefeit sei, weil sie so mit einer Wissenschaft verwachsen ist, in der zu derartigem Gefühlsüberschwang kein Raum vorhanden wäre. Denn auch sie hat ihre romantische Periode gehabt. Grade weil sie an die geheimnisvollen Probleme der psychophysischen Existenz sich täglich heranwagen muß, weil in ihr der Gedanke der Mitverantworlichkeit für den leidenden menschlichen Bruder zur höchsten Vollendung entwickelt ist, besteht die Gefahr, daß dieser Ruf auch hier ertönen und manchen beeinflussen könnte. Muß nicht für den werdenden Arzt, der erst in diese Welt eingeführt wird, und der den wahren Zusammenhang zwischen dem, was die Biologie bietet und dem, was er im Leben soll, noch nicht überschauen kann, im Verlaufe seines Studiums oft genug der Gedanke kommen, diese ganze Wissenschaft werde nur um ihrer selbst willen getrieben, eine richtige „science pour la science", in der nur Stoff auf Stoff gehäuft wird und die die Kluft zwischen ihr und seiner Lebensarbeit immer mehr vertieft; um so mehr, als er auf der Hochschule und an den Kliniken sehen kann, daß sehr viele Dozenten in dieser Art Arbeit das höchste Ziel sehen und nicht in der bescheideneren Wirksamkeit des Arztes? Dieser Gefahr gegenüber muß folgendes gesagt werden. Das wirkliche Problem, das die Praxis, die werktätige Arbeit des Arztes stellt und nicht nur das, auch das rein biologische oder pathologische, das sich aus dem Anschauen der erkrankten Person ergibt, stammt immer aus wirklichem und tiefem Erleben. Aber wenn es auch, um richtig gefühlt und begriffen zu werden, im Anschauen die Kräfte der Intuition in Bewegung setzt und zur Herausgabe ihrer besten Schätze auffordert, wirkliche Geistesarbeit kann allein nur geleistet werden, wenn diese sich den Gesetzen der treuesten objektiven Forschung beugen. Das intuitive Bewußtsein, Verständnis der Person, Kennerschaft und noch mehr das Ahnen und die Sympathie muß erst durch den Objektivgeist der Wissenschaft umgebildet und in eine Form gegossen werden, die ein Arbeiten mit beiden geistigen

Prinzipien ermöglicht. Die sachlich nüchternen Beobachtungen, das voraussetzungslose Urteil beim induktiven Schluß, mag es sich nun um einfache sinnliche Wahrnehmungen oder um experimentelle Ergebnisse handeln, muß so zur gewohnten Denkweise des Arztes werden, daß es gewissermaßen zwangsläufig die reichlich zufließenden intuitiven Einflüsse ordnet und zu brauchbaren Mitteln des Wissens und Wirkens umformt. Durch diese Schulung des biologischen Denkens, das ja weit in die exakten Naturwissenschaften hineinreichen muß, unterscheidet sich eben der Arzt von dem Routinier, dem Scharlatan oder Pfuscher, so begabt und erfolgreich dieser auch manchmal sein mag. Sie fördert die Erziehung zur allgemeinen und wissenschaftlichen Ehrlichkeit und Wahrheitsliebe und wird der Schlüssel zur Bildung des ärztlichen Charakters. Der ärztliche Ethos kann die wissenschaftliche Durchbildung daher ebenso wenig entbehren wie der ärztliche Verstand und fügen wir hinzu, auch die ärztliche Intuition. In der innigen Verflechtung der intellektuellen, künstlerischen und sittlichen Kräfte liegt das Geheimnis des wahren Arztes und der Freude an seiner Arbeit.

Anmerkungen.

1) Petersen, Hauptmomente in der geschichtlichen Entwicklung der medizinischen Therapie. Kopenhagen 1877.

2) ὥσπερ καὶ τῶν ἄλλων τεχνέων οἱ δημιουργοὶ πολλὸν ἀλλήλων διαφέρουσιν κατὰ χεῖρα καὶ κατὰ γνώμην, οὕτω δὲ καὶ ἐπὶ ἰητρικῆς. Hippokrates, de prisca medicina. Wie sich die Handwerker bei den andern Künsten als Hand- und Kopfarbeiter von einander unterscheiden, so auch in der Heilkunde. Vgl. hierzu H. Diels, Antike Technik, Leipzig 1920.

3) Th. Gomperz, Die Apologie der Heilkunst. Sitzungsbericht der der Kais. Akademie der Wissenschaften in Wien. Band 120, IX. Wien 1890.

4) ὅταν δέ ταῦτα μὴ μηνύονται μηδ' αὐτὴ ἡ φύσις ἑκοῦσα ἀφιῇ, ἀνάγκας εὕρηκεν ᾗσιν ἡ φύσις ἀζήμιος βιασθεῖσα μεθίησιν, μεθεῖσα δὲ δηλοῖ τοῖσι τὰ τῆς τέχνης εἰδόσιν ἃ ποιητέα. Wenn aber all dies nichts von selbst verrät und die Natur nichts freiwillig entsendet, so hat die Kunst einen Folterzwang ersonnen, durch welchen mit unschädlicher Gewalt genötigt, die Natur etwas von sich gibt; indem sie es aber abgab, zeigt sie denen, die die Kunst verstehen, was zu tun ist. (Uebersetzung von Gomperz).

5) Archiv f. pathol. Anatomie. Band I, Heft 1. Berlin 1847.

6) Vgl. hierzu Virchow, Die naturwissenschaftliche Methode und die Standpunkte in der Therapie. Arch. II. Ferner: derselbe: Wunderlich, die graeculi und die physiologische Heilkunde. Arch. XV, p. 393.

7) Marx, Francis Bacon und das letzte Ziel der ärztlichen Kunst. Göttingen 1861.

8) Vgl. hierzu die in Petersen (l. c.) zitierten bekannten Ausführungen des Wiener Klinikers Dietl und die Einführung in die Zeitschrift für

physiologische Heilkunde durch Wunderlich und Roser 1841, die, wenn auch bereits weiter zurückliegend, doch programmatisch für diese Strömung geblieben ist.

[9]) E. Schweninger, Der Arzt. Frankfurt a. M. 1907.

[10]) G. Honigmann, Aerztliche Lebensfragen und ihre moderne Lösung. Wiesbaden 1913.

[11]) Vgl. hierzu Alois Riehl, Logik und Erkenntnistheorie in d. Band: „Systemat. Philosophie" der Kultur der Gegenwart. Berlin, Leipzig 1908. M. Schlick, Allgemeine Erkenntnislehre. Berlin 1918. E. von Aster, Prinzipien der Erkenntnislehre. Leipzig 1913.

[12]) Martius, der sich in seinen Ausführungen über die Grundlagen des ärztlichen Denkens, (Klinische Wochenschrift, 1922, No. 2) auch darüber ausspricht, daß die ganze medizinische Literatur von vitalistischen Ausdrücken durchsetzt ist, glaubt, daß diese Ausdrucksweise nur didaktisch gemeint sei, und daß mit teleologischen Bemerkungen wie z. B. das Blut sei bestrebt, fremde Eiweißarten loszuwerden und dabei paralysierende Antikörper zu bilden, nur festgestellt werden soll, daß ein Vorgang wirklich so ist. In andern Fällen handle es sich allerdings um empirische Gegebenheiten, die aus chemisch-physikalischen Gesetzen nicht ableitbar sind, die daher als empirisch festgestellt und an sich gegeben hingenommen werden müssen. Der Arzt ebenso wenig wie der Biologe hätte aber die Pflicht, „hinter" die Erscheinungen zu blicken, ehe er an die Arbeit geht; intuitive Spekulation, wie sie die Philosophie betreibe, sei nicht seine Sache, wohl aber Erkenntniskritik, „ordnendes", nicht „schaffendes" Denken. Ein derartiger Standpunkt ist doch grade erkenntniskritisch nicht recht haltbar. Die empirische induktive Denkweise verlangt zur Erklärung der Tatsachen grade aus dem Bedürfnis des ordnenden Denkens heraus möglichst eindeutige Hypothesen. Eine solche kann nach unserer Einstellung (wenn wir uns nicht auf den Bergsonschen Standpunkt — s. S. 16 — stellen wollen, der beides als unzureichend verwirft) nur entweder mechanistisch oder vitalistisch gemeint sein. Es ist daher ebenso wenig angängig, mechanistisch zu denken und aus didaktischen Zwecken teleologische Ausdrucksweisen zu gebrauchen, also vitalistische Fiktionen zu bilden, wie es möglich ist, das Denken zu „ordnen", ohne dafür eine richtunggebende, theoretische Annahme, also eine spekulativ erdachte deduktive Theorie zu Grunde legen. Der Sinn der Empirie geht immer darauf, „hinter" die Erscheinungen zu kommen, um ein deduktives System zu gewinnen. Nur im Kirchhoffschen Sinne, der bekanntlich die Aufgabe der Mechanik darin sah, die in der Natur vorgehenden Bewegungen vollständig und auf die einfachste Weise zu beschreiben, könnte ein ordnendes Denken des „schaffenden" spekulativen Anteils entbehren. Das ist aber nur bei einer so exakten Wissenschaft wie der Physik möglich, wo Erkennen und Beschreiben in der Tat zusammenfällt. Die viel mannigfacheren und z. T. unübersehbaren Bedingungen des biologischen Geschehens können ohne allgemeine Hypothesen nicht geordnet und nicht verstanden werden. Oder hat sich etwa Ehrlich mit der Feststellung und Beschreibung seiner Versuche begnügt und auf das „schaffende Denken" bei der Seitenkettentheorie verzichtet? Es ist einer der vielen Fehler des medizinischen Denkens, daß es zur Erklärung derselben Tatsachen mechanistische und vitalistische Hypothesen vermengt, daß es sich mechanistisch geben zu können glaubt, ohne den Vitalismus überwunden zu haben. Hat doch als allererster Virchow selbst („Cellularpathologie" Archiv Bd. VIII u. „alter und neuer Vitalismus" Archiv Bd. IX), der durch seine Schaffung des Neovitalismus die Vis Vitalis von dem Spiritus vitalis zu trennen vermeinte, diesen Denkfehler begangen. Wir haben eigentlich kein Recht, auf die Theorien der Systematiker des siebzehnten und achtzehnten Jahrhunderts herabzusehen. Angesichts der riesigen Fülle wissenschaftlich festgestellter Tatsachen,

über die wir heute verfügen, ist unser rein systematischer Fortschritt gegenüber den Grundfragen der Biologie nicht so erheblich. Aber grade dieses unausrottbare Festhalten an teleologisch-biologischen Vorstellungen und Gedankengängen zeigt, wie fest der intuitive Einschlag mit unserm ganzen Denken verwoben ist; auch unsere empirischen Vorstellungen sind ja immer von so vielen Erinnerungen, Eindrücken, Analogien und Werturteilen durchsetzt und müssen es der Natur der Sache nach sein, daß ein strenges Festhalten an den rein wissenschaftlichen Erkenntnisprinzipien für den Mediziner gar nicht möglich ist. Wo es ihm möglich ist, sie anzuwenden, kann er dies gar nicht kritisch genug tun, aber er wird sich in einer großen Zahl der Fragen damit abfinden müssen, darauf zu verzichten. Er könnte auf dem Boden einer unerbittlichen Erkenntniskritik, wie sie Mathematik und Physik fordert, nicht gedeihen; es sei denn, er handele nach dem entsprechend veränderten Grundsatz: „fiat justitia et pereat mundus!"

[13]) v. Aster (l. c.).

[14]) R. Koch, Die ärztliche Diagnose. Beitrag zur Kenntnis des ärztlichen Denkens, Wiesbaden 1917, 2. Aufl. 1920.

[15]) Vgl. hierzu: M. Schlick, Gibt es intuitive Erkenntnis? Vierteljahrschrift für wissenschaftliche Philosophie und Soziologie, Jahrgang 37, N. F. 12, Leipzig 1913.

[16]) Zitiert bei Schlick.

[17]) Bergson, Einführung in die Metaphysik. Jena 1909.

[18]) Bergson, Schöpferische Entwicklung (Évolution créatrice), deutsch von G. Kantorowicz. Jena 1920.

[19]) Vgl. hierzu auch die Ansicht von R. Koch (l. c. p. 117) über die „verschütteten Instinkte", die noch aus der Hohenheimschen Signaturlehre hervorleuchten.

[20]) R. Otto, Das Heilige. Ueber das Irrationale in der Idee des Göttlichen und sein Verhältnis zum Rationalen. Breslau 1917.

[21]) Erdmann, Erkennen und Verstehen (Sitzungsbericht der preuß. Akademie der Wissensch. 1912. LIII. S. 1240—1271.

[22]) Vgl. hierzu Sauerbeck, Vom Wesen der Wissenschaft usw. Vierteljahrschrift der wissenschaftlichen Philosophie und Soziologie 37, Nr. 1 und 2. Leipzig 1913.

[23]) Grade wir Mediziner hätten alle Ursache, unsere Naturbetrachtung auch etwas mit Goetheschem Geiste zu durchtränken und an ihm zu orientieren. Schon seine tiefe Einsicht in das Wesen medizinischer Betrachtungsweise, die sich aus seinen kurzen und zutreffenden Bemerkungen über das Zusammenwirken von Erfahrung, Verstand und Genie in der Medizin ausspricht (Dichtung und Wahrheit, Buch 15, Kapitel 3, gelegentlich seines Berichtes über den berühmten Zimmermann), sollten uns den Gedanken nahe legen, ob nicht seine Art, sich der Natur gegenüberzustellen, für uns vorbildlich sein sollte. Freilich entsprang diese viel zu sehr seiner tiefsten Eigenart, um als allgemein giltige Methodik gelten zu können. Aber sie zeigt doch, daß man auch auf seine Weise sich der Wahrheit mindestens ebenso nähern kann, wie auf dem von ihm nicht betretenen und sogar bekämpften Wege der analytischen Forschung. Die „objektive Wahrheit" ist für ihn kein absolutes Erkenntnisprinzip, für ihn ist nur wahr, was fruchtbar ist, „was man nicht nützt, ist eine schwere Last", „ich halte für wahr, was mich fördert", das heißt, wodurch das Leben die ihm innewohnenden Möglichkeiten reiner, deutlicher und gestalteter verwirklicht; er mißt die Wahrheit am Leben selbst. Nicht der absolute Geist, sondern das bedingte Leben, nicht der Begriff, sondern das Bedürfnis, nicht das Denken, sondern die Sinne bilden für ihn den Ausgangspunkt der Wissenschaft. Die Sicherheit, mit der er dem aus dem Dunkel der Irrationalität stammenden Instinkt, seiner Intuition vertraut, ermöglicht es ihm, die Gegenstände, zu denen diese ihn führt, in die Helligkeit von Begriffen, Reflexionen

und Maximen heraufzuheben. So vermag er immer das Ganze der Erscheinungen zu betrachten und entwickelt aus diesem „Urphänomen" allmählich das Einzelne. Bekanntlich hat er am Ende seines Lebens in dem berühmten morphologischen Streite zwischen Cuvier und Geoffroy Saint-Hilaire lebhaft die Partei des Letzteren ergriffen und die Geschichte hat ihm Recht gegeben. Seine Metamorphosenlehre, die von der Mehrzahl der exakt wissenschaftlichen Botaniker seiner und der darauf folgenden Zeit für eine bedeutungslose dichterisch-phantastische Spielerei angesehen und gradezu verächtlich gemacht wurde, ist heute in ihrer Begründung und ihren Resultaten von der maßgebenden Wissenschaft vollkommen anerkannt. (Vgl. Hansen, Goethes Metamorphose der Pflanze, Gießen 1907). Grade von seiner rein subjektiven Einstellung gegenüber den Naturerscheinungen rührte das Bedürfnis bei ihm her, die Forschung selbst so reinlich und redlich wie möglich zu gestalten. Deshalb dringt er in dem Aufsatz „Der Versuch als Vermittler zwischen Subjekt und Objekt" so darauf, beide Seiten von allen schwankenden und betrüglichen Beimengungen frei zu halten und vor gegenseitiger Beeinflussung und Vergewaltigung zu bewahren und ihre von der Natur gesteckten Grenzen nachzuprüfen. Schlüssen aus isolierten Versuchen steht er mißtrauisch gegenüber, da es in der lebendigen Natur nichts gibt, das nicht mit dem Ganzen in Verbindung steht, und was als Erfahrung isoliert erscheint, in Wirklichkeit nicht isoliert zu sein braucht. So zeigt er, daß grade die dunkle Quelle der sogenannten künstlerischen Intuition, die dem objektiven Wissenschaftler so verdächtig erscheint, richtig verstanden zu Erkenntnissen führt, die sich denen aus der Helle des Intellekts gewonnenen gleichwertig zur Seite stellen. Vgl. hierzu die Darstellung von Gundolf, Goethe, Berlin 1918 in den Kapiteln „Anfänge der Wissenschaft" und „Mathematik", denen ich hier gefolgt bin.

[24]) Bleuler, Das autistisch undisciplinierte Denken in der Medizin und seine Ueberwindung. Berlin 1919.

[25]) F. Kraus, Allgemeine und spezielle Pathologie der Person. Klinische Syzygiologie. Leipzig 1919.

[26]) Deutsche medizinische Wochenschrift, 1906, p. 369.

[27]) Deutsche medizinische Wochenschrift, 1906, p. 1751.

[28]) Diese Arbeit war schon geschrieben, als mir die erste Nummer des Jahrgangs 1922 der Deutschen medizinischen Wochenschrift zu Gesicht kam, die eine Anzahl bemerkenswerter Abhandlungen allgemein therapeutischen Inhalts aus der Hand unserer ersten Kliniker enthält. Vom methodologischen Standpunkt aus gesehen, erfahren die von mir oben gemachten Ausführungen durch sie eine interessante Beleuchtung. Alle diese Arbeiten ergeben, daß eine im strengen Sinn rationale Therapie, die wissenschaftliche Ergebnisse mit unbedingter Forderung in die therapeutische Praxis umsetzt, nur im allerbeschränktesten Sinne heute getrieben werden kann. Besondere Hervorhebung verdient, daß ein so erfahrener Kliniker wie v. Strümpell in seiner Beurteilung der heutigen Behandlungsmethoden nach ihrer Bedeutung und Wirksamkeit für den Kranken dazu kommt, vier Arten von ihnen aufzustellen, nämlich „eine notwendige, eine nützliche, eine unnötige und eine schädliche". Sieht man auch von den beiden letzten Abarten ab, deren Bewertung mehr von ethischen Gesichtspunkten zu erfolgen hat, so ist die Einteilung in die beiden ersten Rubriken schon Beweis genug. Selbst bei der notwendigen Therapie, die nach dem heutigen Stand unseres Wissens „die sicherste und beste, ja die einzige Gewähr zu einer Heilung oder wenigstens erheblichen Besserung bietet", begegnet er grade den modernen, auf exakter Forschung gegründeten Forderungen der experimentellen Therapie mit nachdrücklicher Skepsis und gesteht ihre Abhängigkeit von dem subjektiven Standpunkte des Beobachters zu. Ebenso kommt er bei der „nützlichen", zu der er auch vor allem die diätetische Behandlung bei Stoffwechselkrankheiten rechnet, zu dem Ergebnis, daß

trotz des großen Umfangs der neuen Forschungen auf diesem Gebiet und und des Umstands, daß heute der Arzt hier weniger dem natürlichen gesunden Menschenverstand und der ärztlichen Intuition, als der Leitung guter und richtiger theoretischer Erwägungen folgen kann, dennoch die älteren Aerzte (seiner Generation) Gichtiker, Diabetiker und Fettleibige nicht mit schlechterem Erfolge behandelt haben, „obwohl sie ihnen keine Kalorienzettel und Stoffwechselanalysen in die Hand gaben". — Goldscheiders Ausführungen über die Behandlung der chronischen Kreislaufschwäche mit vorwiegender Berücksichtigung der diätetisch-physikalischen Methoden suchen zwar überall den Zusammenhang der therapeutischen Forderungen mit den Ergebnissen physiologisch-klinisch-experimenteller Forschungen aufrecht zu erhalten. Aber der Hinweis auf die durchaus kontroverse Deutung einer großen Reihe der am Kranken unter dem Einfluß jener Maßnahmen beobachteten Erscheinungen läßt doch auch in der bei weitem überwiegenden Anzahl die zwingende Beziehung zwischen beiden durchaus vermissen; überall ist dem Arzt die Wahl gelassen, das eine oder das andere zu tun, überall hat er der doch nur intuitivem Verständnis erfaßbaren Eigenart der persönlichen Bedingungen des Kranken Rechnung zu tragen. Aehnlich verhält es sich mit den Bemerkungen F. Klemperers über den heutigen Stand der Tuberkulinbehandlung. Sie gipfeln in der Ueberzeugung, daß nur der „klinisch sichtbare Erfolg", also eine letzten Endes nicht auf streng wissenschaftliche Erkenntnis, sondern auf Verstehen und Kennerschaft sich gründende Beurteilung als Maßstab einer Methode gelten kann, deren Prämissen trotz ihres streng wissenschaftlichen Aufbaus zu sehr der falschen theoretischen Deutung ausgesetzt sind, um eine eindeutige Uebertragung in die Praxis zu gestatten. — Jadassohns für den Praktiker wohl ganz besonders wichtige Ratschläge für die Behandlung der Syphilis sind, wiewohl ungemein scharf und präzis gefaßt, doch von einem erheblichen Skeptizismus und Relativismus getragen, soweit sie sich auf die streng wissenschaftliche Begründung der Therapie beziehen. Die Präzision rührt vielmehr von der ungemein kritischen Art her, mit der er die klinische Empirie pflegt. Bemerkenswert ist dabei, daß er an zwei verschiedenen Stellen seiner Arbeit die Wahl einer bestimmten Behandlungsform selbst als „Temperamentsache" bezeichnet. Wer denkt dabei nicht an den bekannten Satz des Naturalismus: Kunst ist Natur gesehen durch ein bestimmtes Temperament! (Vgl. hierzu Honigmann a. a. O. S. 49) also ein offenes Bekenntnis, daß selbst bei einer von wissenschaftlichem Geist derartig eingegebenen Einstellung der Kunst in wichtigen Entscheidungen der Vortritt gelassen wird. Besonderes Interesse verdient noch die Konstitutionstherapie von Fr. Kraus, die sich an das im Text mehrfach erwähnte Buch über die Pathologie der Person anlehnt. Hier handelt es sich vor allem um die Feststellung der großen Linien, nach denen in Zukunft der Arzt sich von den Lehren der exakten Vererbungslehre und der Konstitutionspathologie beeinflussen lassen soll. Aber diese ganze Betrachtungsweise der Entwicklung des Phaenotypus und Genotypus eignet viel mehr einer historischen als einer exakt wissenschaftlichen Betrachtungsweise. Wo Kraus zu einer Aussicht auf therapeutische Vorschläge kommt, sucht er ja einen Zusammenhang mit jenen Lehren herzustellen. Dabei erweckt er aber mehr den Anschein, die längst von dem gesunden ärztlichen Verstand eingegebenen Vorschriften zur Erzielung einer individuellen Hygiene durch den Hinweis auf sie nachträglich zu verifizieren, als auf Grund ihres Bestandes im strengen Sinne rationale Anschauungen zu entwickeln. Das Fazit dieser Zeitschriftnummer, die dem Arzt von 1922 die Ergebnisse der heutigen Therapie verallgemeinern soll, ist also ein sinngemäßes Festhalten an der Ueberlieferung einer Krankenbehandlung, die in einer einträchtig zusammenwirkenden Verwertung intuitiver Antriebe und wissenschaftlich-objektiven Besitzes ihr Heil sucht. Die Bemerkung, mit der Strümpell seinen Aufsatz schließt, daß die reine Erforschung der Wahrheit das Ziel der wissenschaftlichen Heilkunde sei, und daß es nur eine wissenschaftliche Heilkunde gibt, kann angesichts eines solchen Ergebnisses nicht aufrecht erhalten werden. Soweit es überhaupt eine „wissenschaftliche" Heilkunde geben kann, ist ihr Ziel, die als wahr anerkannten Forschungsergebnisse in Beziehung mit den Aufgaben des Arztes zu setzen, die er individuell zu lösen hat.

[29]) Ich selber habe derartiges intuitives Diagnostizieren, das sich nur auf einer ganz konzentrierten Wahrnehmungsfähigkeit und einem Einleben in das Objekt der Anschauung gründen kann, von meinem Lehrer A. Biermer im Gedächtnis, dessen Hilfsassistent ich in jungen Jahren war. Dieser große Kliniker aus einer heute anscheinend völlig vergangenen und fast vergessenen Zeit stellte allerdings oft verblüffende Anschauungsdiagnosen, die sich nachher durch Untersuchung und Beobachtung vollkommen als richtig erwiesen. So erinnere ich mich u. a. einer Kranken, die in Mäntel und Decken derartig eingewickelt eingebracht wurde, daß man grade noch ihr Gesicht sah, während er eben in der Poliklinik war. „Das Mädel hat den Unterleibstyphus", sagte er – und so war es auch! Und derartige Diagnosen stellte er öfters. Hier genügte eben ein Blick, um die Ganzheit der erkrankten Persönlichkeit zu erfassen; es war eine virtuose Kennerschaft, die wohl in Beziehung zu einer aus größter Erfahrung herrührenden Kenntnis klinischer Merkmale stand, aber im wesentlichen sich auf das instinktive diagnostische Gefühl verließ. So wie ein großer Kunstkenner unter Umständen auf den ersten Blick ein Bild einem bestimmten Meister zuschreibt oder aberkennt, wenn er auch im Stande ist, später seine Anschauung an sichern Merkmalen zu erweisen.

[30]) Carl Ludw. Schleich, Besonnte Vergangenheit. Lebenserinnerungen. Berlin 1921.

[31]) (l. c.).

[32]) v. Weizsäcker, Zum Begriff der Krankheit. Deutsches Arch. für Klin. Med. Bd. 129, p. 359.

[33]) Krehl, Pathologische Physiologie und Arzt. Deutsche med. Wochenschr. 1921. Nr. 41.

[34]) Z. B. die Behandlung mit Röntgenstrahlen; übrigens ist selbst die Biersche Stauungshyperämie in ihrer Entstehung mehr einer intuitiven Eingebung als einer erkenntniskritischen Ueberlegung zuzuordnen.

[35]) Bumke, Psychologie und Psychiatrie. Klinische Wochenschr. 1922, Nr. 5.

[36]) Otto Lipmann, Handbuch psychologischer Hilfsmittel der psychiatrischen Diagnostik (unter Mitwirkung von Erich Stern, M. Isserlin, Kurt Berliner. Leipzig 1922.

[37]) Diese „objektive" Psychologie, das „statische Verstehen", dessen Grundidee die Vorstellung des Organismus ist, dem Reize zugeleitet werden, auf die er nach Erregungsvorgängen mit Bewegungen oder andern objektiv nachweisbaren Erscheinungen reagiert, das also die Begleiterscheinungen der seelischen Vorgänge registriert, aber doch vom wirklichen Ausdruck des Seelischen unterscheidet, befindet sich allerdings im Gegensatz zu jener oben skizzierten von innen gewonnenen Anschauung des Seelischen; ist aber in strengem Sinne doch auch nicht objektiv. Sie hebt zwar aus dem fließenden Strom des seelischen Geschehens vereinzelte Objekte heraus, die sie wie Lebloses objektiv zu betrachten sucht, doch ist dies nur eine empiristische Beschreibung keine kausale Ergründung. Ebensowenig kann dies aber auch als Intuition gelten.

[38]) l. c.

[39]) Vgl. Spranger, Wissenschaft als Beruf, Frankf. Ztg. 1921, Nr. 894, p. 3. Hochschulblatt.